Mit der PALEO-DIÄT
gesund abnehmen

33 praktische PALEO-Abnehmtipps

von

Marc U. Meier

ISBN-10: 1514277786
ISBN-13: 978-1514277782

WICHTIGE HINWEISE

Der Inhalt des Buches, die Tipps, Methoden, Anleitungen und Vorbereitungen stellen die Meinung des Verfassers dar und sind vom Autor nach bestem Wissen erstellt und mit größtmöglicher Sorgfalt ausgewählt und geprüft worden. Der Autor übernimmt daher keine Garantie für eine erfolgreiche Abnehmkur oder die Richtigkeit der gegebenen Anleitungen, Tests und Tipps in der jeweiligen Einzelsituation. Alle Inhalte ersetzen keinen medizinischen Rat und/oder eine medizinische oder psychologische Diagnose. Jede Leserin und jeder Leser ist für das eigene Tun und Lassen auch weiterhin selbst verantwortlich. Der Autor kann für eventuelle Nachteile oder Schäden, die aus diesem Buch gegebenen praktischen Hinweisen und Tipps resultieren, keine Haftung übernehmen. In jedem Fall empfehlen wir ausdrücklich, vor Beginn einer Abnehmkur einen Arzt zu konsultieren und eine auf der individuellen Situation basierende Beratung und ärtzliche Freigabe für eine Abnehmkur einzuholen. Insbesondere bei einmaliger oder regelmäßiger Einnahme von Medikamenten ist vor Beginn einer Abnehmkur ärztlicher Rat einzuholen. Mögliche Wechselwirkungen der gegebenen Tipps mit Medikamenten werden in diesem Buch nicht behandelt. Auch diesbezüglich sollte vor Anwendung in jedem Fall ein Arzt konsultiert werden. Der Autor übernimmt daher keine Haftung für Personen-, Sach- oder Vermögensschäden.

Dieses Buch behandelt oder berührt folgende Themenbereiche: PALEO-Diät, PALEO Diät, PALEO, Steinzeit-Diät, PALEO für Einsteiger, Steinzeitküche, PALEO-Küche, PALEO-Rezepte, PALÄO-Diät, PALÄO, Steinzeit Diät, PALEO Rezepte ohne Kohlenhydrate, PALEO-Ernährung, Gesund Abnehmen, Schnell Abnehmen, Abnehmen, Abnehmen Tipps, Rezepte zum Abnehmen, leicht abnehmen, Abnehmen ohne Hunger, Fatburner, Fettverbrennung anregen, Kalorienverbrauch, Fett verbrennen, Stoffwechsel

Inhaltsverzeichnis

Theorien können inspirierend sein,
aber Experimente bringen uns wirklich voran.

Amit Kalantri, indischer Autor

Einführung

Die Ernährungsweise unserer Urahnen

Es ist sehr unwahrscheinlich, dass unsere Urahnen dick waren. Das lag zum einen an ihrem kurzen, aber bewegten Leben. Unsere Vorfahren waren Jäger und Sammler. Sie waren angewiesen auf das, was ihnen die Jahreszeiten und die Landschaft, in der sie lebten, boten. Oft mussten sie weite Strecken zurücklegen, um an ausreichend Nahrung zu kommen. Übergewicht kam erst auf, als der Mensch sesshaft wurde, Landwirtschaft und Viehzucht betrieb und Überfluss erzeugen konnte. Doch der Wohlstand auf der Ernährungsebene stand zunächst nur den Reichen zur Verfügung. Die Schlemmerorgien von adligen Rittern wurden im Kampf wieder neutralisiert, die von Königen und Adligen in deren Gnaden aber nicht immer. Bei Königen mit Hüftspeck galt dieser allerdings nicht als Makel. Er wurde als Insignie seines Wohlstandes und seiner Machtfülle gewertet. Das hat sich in unserem Zeitalter gravierend geändert. Leibesfülle gilt heute nur noch in der Gegend von Tonga als Insignie der Macht. Man weiß heute zu viel über die Gefahren, die im Bauchspeck lauern. Interessanterweise wird die Diätlandschaft nun um eine Variante bereichert, die aus der Steinzeit zu kommen scheint: die Paleo-Diät.

Ist Paleo nun eine Diät oder eine komplett andere Ernährungsweise? Fakt ist: Ohne Grund ändert vermutlich niemand sein Leben radikal. Bei manchen Menschen mag die Umstellung auf Paleo eine Protesthaltung sein, die sich gegen die industrielle Nahrungsverarbeitung richtet. In der Regel ebnen aber Figur-Probleme und erfolglose Diäten den Weg, um sich intensiver mit der Steinzeit- oder Paleo-Diät zu befassen. Die dauerhafte Umstellung auf diese Ernährungsweise macht nämlich dem gefürchteten Jojo-Effekt Beine. In diesem Sinne erweist sich die Paleo-Diät - wie einige andere Diäten auch - als Möglichkeit, durch eine lebenslange Ernährungsumstellung seine Figurprobleme nachhaltig zu lösen. Die meisten Diäten eignen sich nur für eine gewisse Zeit. Danach fällt man meist in seinen alten Lebensstil zurück. Die Waage ächzt wieder unter der Last der angefutterten Kilos. Gesucht wird also eine gesunde Ernährungsweise, die man lebenslang durchhalten könnte. In diesem Sinne ist die Bezeichnung "Paleo-Diät" irreführend. Eine Diät assoziiert, dass man anschließend wieder normal isst. Sinn und Zweck der Paleo-Ernährung ist aber keine kurze Diätanstrengung, sondern eine dauerhafte Änderung des Essverhaltens. Diese initiiert dann eine Gewichtsabnahme und eine Gesundung von diversen ernährungs- und zivilisatorisch bedingten Erkrankungen.

Mancher spricht bereits von einem Paleo-Lifestyle. Paleo-Verfechter nehmen die Prinzipien der Ernährung unserer frühen Vorfahren wieder auf - zumindest soweit es heute geht. Sie mutieren nicht zu Jägern und Sammlern, aber sie essen in etwa wie diese. Dabei berufen sich die Paleo-Jünger darauf, dass die Evolution den menschlichen Körper nicht auf eine industriell veredelte, wertlose, übersalzene oder mit Zuckermolekülen vollgepumpte Ernährungsweise ausgelegt hat. Steinzeitmenschen ernährten sich mangels anderer Alternativen von ihrer Angel- und Jagdbeute, von Wurzeln, Beeren, essbaren Pflanzen und Früchten. Sie bewegten sich viel, um die Ernährung sicherzustellen. Wie gesagt: Figur-Probleme gab es damals nicht.

Tipp 1 - Vergiss Kalorienzählen und Nährwerttabellen

Die meisten übergewichtigen Menschen haben Diäten satt, die ihnen das Zählen von Kalorien vorschreiben. Sie möchten sich nicht mehr täglich dem Diktat von Nährwerttabellen aussetzen, nur um anschließend umso größeren Heißhunger zu verspüren und wieder zuzunehmen. Die meisten Menschen, die abnehmen möchten, haben bereits mehrfach versucht, ihre Figurprobleme in den Griff zu bekommen. Sie haben Kalorien eingespart, wo es nur ging. Der Erfolg blieb aus oder war nicht von Dauer. Diätpäpste wollen uns weismachen, dass man nur mehr Kalorien verbrauchen muss, als man aufnimmt. Ganz so einfach ist es aber nicht. Unser Organismus ist viel komplexer als ein Verbrennungsmotor. Ihn interessiert der Nährstoffgehalt, nicht der Kaloriengehalt eines Nahrungsmittels. Je nachdem, ob Du ihn mit Proteinen, Kohlenhydraten oder Fetten fütterst, reagiert er unterschiedlich. Du brauchst nur zwei übergewichtigen Personen ein unterschiedlich zusammengestelltes, im Kaloriengehalt aber gleiches Frühstück zu servieren, um ein unterschiedliches Sättigungsgefühl zu erzeugen. Die Kalorienzählerei bringt am Ende nichts als Verdruss. Wäre es so einfach, würden viele Menschen erfolgreich abnehmen, sobald sie konsequent Kalorien zählen.

Um die Kalorienzahl zu bemessen, dürfte man nur noch abgepackte Nahrungsmittel essen, bei denen die Kalorienwerte angegeben sind. Bei Frischkost können nur Richtwerte a 100 Gramm angegeben werden. Diese stimmen oft nicht. Im Grunde müsste man von den irgendwann einmal ermittelten Durchschnittswerten abrücken. Man müsste bei jeder Mahlzeit neu bestimmen lassen, wie viele Kalorien ein Mittagsgericht repräsentiert. Immerhin gleichen sich weder zwei Mahlzeiten noch Dein Appetit jemals. Kartoffeln, Tomaten und Salat haben außerdem keine aufgedruckten Nährwertangaben. Sie verändern ihre Nährstoffdichte oder ihr Gewicht durch

- den Erntezeitpunkt
- die Länge des Transportweges
- die Lagerung

- oder die Zubereitungsart.

Du kannst nicht wissen, wie viele Kalorien der Salat in einem Restaurant hat. Du hast keine Ahnung, wie viel Gramm jeder Zutat und wie viel Speiseöl oder Majo enthalten sind. Deshalb basiert die Paleo-Ernährung nicht auf dem Zählen von Kalorien. Man kann seine Küchenwaage ebenso unberührt lassen wie die Personenwaage. Die Paleo-Ernährung verzichtet auf Nähwertabgaben, Kalorienzählerei und tägliches Wiegen. Trotzdem nimmst Du durch die radikale Ernährungsumstellung garantiert ab. Du musst nicht jeden Bissen akribisch abwiegen und nicht in Deiner Nährwerttabelle blättern. Nährwerttabellen sind genauso sinnlos und ungenau. Nehmen wir an, der Nährwert eines Essens, das aus industriell hergestellten Zutaten besteht, ist zehn Prozent höher als auf der Zutatenliste angegeben. Schon futterst Du - bei einer angestrebten Kalorienmenge von 2000 Kalorien täglich - auf's Jahr gesehen glatte 73.000 Kalorien zu viel. Umgerechnet wäre das ein Gewichtszuwachs von etwas mehr als neun Kilogramm Bauchspeck. Das ganze Herumgerechne ergibt am Ende eine Milchmädchenrechnung. Am Ende holst Du alles nach, was Du so mühsam eingespart hast. Mit der Paleo-Diät gibst Du Deinem Organismus alles, was er benötigt. Du lässt alles weg, was ihm schadet. Die Paleo-Diät bringt Deine Pfunde zum Schmelzen, weil diese Ernährungsweise den Körper richtig anspricht und Dich ausreichend sättigt.

Tipp 2 - Lass die Personenwaage im Schrank

Kennst Du auch den Terror der Personenwaage? Sie sagt Dir, wie gut Du Dich mit Deinem Körpergewicht fühlen darfst. Sie behauptet, zu wissen, wie hoch Dein Körperfettanteil ist. Sie macht Dir systematisch ein schlechtes Gewissen, wenn Du einer Tüte Paprika-Chips nicht widerstehen konntest. Natürlich feiert sie gelegentlich auch kleine Triumphe mit Dir. Manchmal betrügst Du sie sogar. Du "vergisst," Dich auf Deine Personenwaage zu stellen. Du lässt die Küchenwaage für die Zutaten Deiner Diät einfach im Schrank stehen. Doch man trifft sich früher oder später wieder - beispielsweise, um zu jedem Frühlingsbeginn die Bikinifigur zu optimieren oder von einem Waschbrettbauch zu träumen. Was einen weckt, ist der Jojo Effekt. Das reimt sich zwar, ist aber trotzdem ein Schreckgespenst. Nach der Umstellung auf die Paleo-Diät kannst Du Deiner Personenwaage würdevoll ins Display blicken. Du wirst ihrem Terror niemals wieder unterliegen, sofern Du bei Deiner neuen Ernährungsform bleibst. Diese erlaubt Deinem Organismus nach einer Umstellungsphase, alle Regelmechanismen neu zu justieren und alle Fettpolster aufzulösen. Diese stellen Notrationen für Hungerzeiten und zehrende Krankheiten dar. Ein gesunder Organismus reduziert die Notpolster automatisch. Ein durch Paleo-Ernährungsweise gesättigter Körper hungert nicht. Er benötigt also keine Fettdepots, aus denen er dann Energie beziehen kann.

Der weitgehende Verzicht auf Zuckerhaltiges und Getreide-Kohlenhydrate macht sich bezahlt. Die Paleo-Diät macht garantiert schlank. Dafür braucht es nicht die Bestätigung Deiner Personenwaage, denn die Verluste an Kilos sind sichtbar. Du bemisst sie an der Weite Deiner Jeans und daran, dass Dein Sixpack wächst, während der Bierbauch verschwindet. Das Sixpack muss allerdings durch Sport angelegt werden. Im Grunde ist das Abnehmen eher ein Nebeneffekt Deiner neuen Ernährungsweise als ein erklärtes Ziel. Was Paleo-Ernährung von allen anderen Diäten unterscheidet, ist der Umstand, dass Dein Organismus durch die Evolution optimal an diese Ernährungsweise angepasst ist. Unsere Beziehung zu Ernährung und Lebensmitteln wird zunehmend durch die Lebensmittel-Industrie geprägt. Paleo ändert das nachhaltig. Du entdeckst, dass die Lebensmittelindustrie Dich systematisch belügt, um Nährstoffe betrügt und krank macht. Nach einer Weile erscheint Dir nicht mehr die Paleo-Ernährung absurd, sondern das, was Du bisher als vollkommen normal angesehen hast: Massentierzucht, "veredelte" Nahrungsmittel aus dem Chemiebaukasten, wertloses Weißmehlbrot oder süßstoffgeschwängerte Colagetränke, die Deine Leber schädigen.

Die dauerhafte Umstellung auf die Paleo-Ernährungsweise ist anfangs radikal. Sie hat auch absurde Momente, denn wir können selbstverständlich nicht wieder Jäger und Sammler werden. Zu Beginn der Ernährungsumstellung solltest Du radikaler sein als später. Dein Organismus stellt sich dadurch um und entgiftet. Feste Regeln über Mengen und Nährwert gibt es bei Paleo nicht. Du schaust, was Dir im Rahmen dieser neuen Ernährungsweise guttut.

Tipp 3 - Vergiss alle Diäten, versuch es mit Paleo

Du fragst Dich, warum Du mit der Paleo-Ernährung effektiver und nachhaltiger abnehmen kannst? Zum einem ist es so, weil die Paleo-Diät automatisch und ohne Kalorientabelle jede Menge Kalorien einspart. Bei der Steinzeitdiät bekommt Dein Organismus so wenig Kohlenhydrate, wie es gesundheitsverträglich ist. Du beziehst Deine Energie weitgehend aus gesunden Fetten. Daraufhin kann sich Dein aus dem Gleis gelaufener Insulinstoffwechsel endlich mal erholen. Selbst wenn Du kein Cola-Trinker, kein Keksmonster und kein Schokojunkie warst, hast Du wahrscheinlich jahrelang viel zu viele Kohlenhydrate verzehrt. Der Paleo-Ernährung zufolge stammt nun etwa 20-25% Deiner täglich zugeführten Kalorien aus Proteinen. Den Hauptteil - nämlich bis zu 80 %der täglichen Kalorienmenge - bezieht sich aus gesunden Fetten. Nur maximal 5% wird während der Paleo-Diätwochen durch Kohlenhydrate definiert. Das meint dann den Verzicht auf zuckerreiches Obst oder stärkehaltige Gemüse. Diese strikte Gewichtung kannst Du zugunsten des Obstes und des stärkehaltigen Gemüses und zulasten der Fettquellen aufheben, wenn Du nicht weiter abnehmen willst. Sobald Du mit Deinem Gewicht zufrieden bist und weiter bei Deiner Paleo-Ernährung bleiben möchtest, kannst Du wieder süße Obstsorten verzehren. Mit Nüssen solltest Du wegen der Kaloriendichte aber vorsichtig sein, wenn Du abnehmen möchtest.

Dass keine Diät ohne mehr Bewegung auskommt, ist eine Wahrheit, die niemand gerne hört. Auch bei der Paleo-Ernährung gehört Sport dazu - vor allem, wenn man Gewicht reduzieren möchte. Du musst nämlich erst einmal alle eingelagerten Not-Depots auflösen und das eingespeicherte Fett verbrennen. Es wird dann in Energie umgesetzt und abgebaut. Zugleich verhindert die Paleo-Diät effektiv, dass neues Fett eingelagert wird. Niemand verlangt von Dir, zum Leistungssportler zu werden. Diese benötigen ja viele Kohlenhydrate, um Leistung zu erbringen. Stattdessen befasst Euch mit Outdoor-Sportarten wie Skaten, Surfen, Golfen, Radfahren, Walken oder Schwimmen. Sie sorgen dafür, dass Ihr Muskeln aufbaut, ausgeglichen und glücklich seid.

Eure Fettdepots schmelzen nach und nach dahin, ohne dass Ihr Hunger verspürt. Es geht bei Paleo nicht um eine Crash-Diät für schnelle Erfolge. Vielmehr bewirkt die Paleo-Ernährung eine Gewichtsabnahme mit Ansage. Diese dauert eine Zeit, ist aber überaus effektiv. Auch Lebensmittelallergiker können aufatmen: Bei Zöliakie oder Laktose-Unverträglichkeit kann man ohne weiteres Paleo-Ernährung betreiben. Dazu später speziellere Tipps.

Dass immer mehr Menschen es mit der Paleo-Diät versuchen, hat gute Gründe. Es spricht sich langsam herum, dass an dieser Ernährungsweise nichts Schrilles oder Abgehobenes ist. Paleo-Ernährung tut Dir einfach gut. Du lernst das Wort "Wohlbefinden" neu zu buchstabieren. Alles, was Du bisher als Wohlbefinden definiert hast, wird mit Paleo infrage gestellt. Du solltest Dir aber klarmachen, dass man die radikale Form der Paleo-Ernährung als Diät nicht länger als zwei Monate durchhalten sollte. Danach solltest Du wieder mehr süße Obstsorten und stärkehaltiges Gemüse sowie mehr Kohlenhydrate verzehren, um gesund zu bleiben. Erlaubt sind bei Paleo generell tierische Produkte - beispielsweise Milch, Eier, Meeresfrüchte und Fisch, Schalentiere und Fleisch von wild lebenden Tierarten. Obst und Gemüse, die nicht süß oder stärkehaltig sind, addieren sich dazu. Getreide kannten die Steinzeitmenschen kaum, nur als Wildgetreide. Dein Paleo-Diätplan streicht als erstes Müsli, Pasta, Reis und Marmeladenschnitten aus dem Speiseplan. Alles, was die Industrie veredelt und verarbeitet hat, ist ebenfalls tabu. Damit sind bereits Tausende von Kalorien je Monat eingespart. Der Verlust von Gewicht wird durch eine betont proteinreiche Kost und viel fettarmes Fleisch erzielt. Je nachdem, wie man nach den ersten zwei Monaten weiterisst, kann der Gewichtsverlust am Jahresende unterschiedlich hoch sein. Dass man einen spürbaren Kiloschwund erlebt, ist aber sicher. Acht bis zwölf Kilo weniger Gewicht sind in den ersten zwei Monaten realistisch.

Tipp 4 - Je mehr Bioqualität, desto besser

Die Steinzeitdiät bevorzugt regionale Produkte, deren Nährwert nicht durch lange Transportwege, verfrühte Ernte und künstliche Nachreifung gemindert wird. Bioprodukte werden nicht ausdrücklich empfohlen. Sie sind aber sinnvoll. Zu unterscheiden sind sogenannte "Bio-Produkte" mit dem EU-Biosiegel aus dem Supermarkt von solchen mit anerkannten Öko-Siegeln wie Demeter, Bioland oder EcoVin, die Du meist nur im Naturkosthandel kaufen kannst. Zwar haben etablierte Ökohersteller heute auch Zweit-Marken, die sie in Supermärkten lancieren. Aber die Zweitmarken und insbesondere die "Bio-Produkte" mit EU-Label sind nicht identisch hohen Umweltstandards verpflichtet. Wenn Du es Dir leisten kannst, kaufe zumindest keine stark pestizidbelasteten Gemüse. Beziehe Dein Fleisch im Bioladen oder direkt beim Biobauern. Es ist vielen amerikanischen Studien zufolge erwiesen, dass Pestizide auf Obst und Gemüse und bewusst als Tiermastmittel eingesetzte Pestizide dick machen. Sie funktionieren in Deinem Organismus ähnlich wie Hormone und bringen alle ernährungsbezogenen Regelkreise durcheinander. Von der Verursachung von Krankheiten wollen wir gar nicht reden.

Während Deiner Paleo-Umstellung solltest Du viele regionale Produkte essen und möglichst bei allen stark belasteten Produkten auf die anerkannten Öko-Label zurückgreifen. Das ist eine Kostenfrage, wie ich nicht verhehlen möchte. Doch wenn Du Dich intensiv damit auseinandersetzt, welche Investitionen Du ohne zu Murren für Kartoffelchips, Zigaretten, Wodka, Cola, Pizza, Schokoeis oder Döner getätigt hast, änderst Du Deine Anti-Haltung vielleicht. Der Ballaststoff-, Nähr- und Sättigungswert von Öko-Produkten ist nachweislich höher als der konventionell erzeugter Produkte. Alle gegenteiligen Behauptungen entstammen der Lobbyarbeit der konventionell produzierenden Hersteller. Je intensiver Du die Methoden der konventionellen Nahrungsproduktion hinterfragst, desto mehr erkennst Du, welchen pervertierten Regularien sie folgt. Du hast wie selbstverständlich gepanschte Weine, mit rabiaten Schlachtmethoden auf den Tisch gebrachtes Fleisch aus

Massentierhaltung oder mit Zucker, Pestiziden, Antibiotika und Stresshormonen vollgepumpte Nahrung verzehrt. Du hast vollkommen wertlose Sachen gegessen, die Deinen Organismus dazu zwangen, Minerale, Vitamine und Aminosäuren anderswo abzubauen. Alternativ musste er darauf verzichten oder sie selbst herstellen, sofern er dazu befähigt war. Du hast Dich blenden lassen, wolltest nicht wissen. So, wie wir alle. Die Werbemaschinerie ist einzig und allein dazu da, dass diese Industrie satt verdient. Erst machen sie Dich systematisch dick. Dann basteln sie Dir Diätpulver und verdienen nochmals an Dir. Du erlebst wieder und wieder den Jojo-Effekt und versuchst alle möglichen Diäten - immer das gleiche Ergebnis.

Dein Organismus verdient es jetzt endlich, anders beachtet und genährt zu werden. Indem Du Dir bei der Paleo-Diät bewusst unbelastete Öko-Ernährung und regionale Produkte aus Bio-Anbau gönnst, stärkst Du Deinen Organismus. Du unterstützt außerdem jene Produzenten, die es mit Ethik und Moral noch genau nehmen. Deine Paleo-Diät verändert nicht nur Dich, sondern auch das eingefahrene Gefüge der Lebensmittel produzierenden Industrie. Jeder Bio-Skandal war ein Skandal von Bio-Betrieben, die massenweise Supermärkte beliefern. Bisher sind die anerkannten Öko-Label wie Demeter, EcoVin oder Bioland nie von solchen Skandalen betroffen gewesen - aber die konventionellen Verbände möchten gerne, dass wir das glauben. Unter dem Bio-Begriff wird gerne pauschalisiert und eine ganze Branche in Verruf gebracht. Das dient letztlich nur den Herstellern, die jede Moral für einen größeren Gewinn sausen lassen. Bei einem Discounter, der die Gewinnspannen der Hersteller auf ein unerträgliches Maß herunterdrückt, kann es keine hochwertige Waren mehr geben. Daraus kannst Du Rückschlüsse auf Deine bisherige Ernährungsweise ziehen. Ein Grund mehr, auf Paleo-Ernährung umzustellen. Lass die richtigen Erzeuger daran verdienen und profitiere von mehr Energie, weniger Gewicht und einem nie gekannten Wohlbefinden. Versprochen!

Tipp 5 - Lass alle Zuckerarten weg

Ist Dir bewusst, wie viele Stücke Würfelzucker in irgendeinem Lebensmittel enthalten sind? Die Industrie bemüht sich redlich, Zuckergehalte zu verschleiern - und der Gesetzgeber gibt ihr die Möglichkeit dazu. Die Zuckerlobby ist die effektivste Lobby von allen, befand schon Dr. Karl-Otto Bruker. Entsprechend gilt: Die Zuckerindustrie ist die effektivste Lebensmittel-Industrie, wenn es darum geht, das eigene Produkt in möglichst vielen anderen Produkten unterzubringen. Das interessiert einen Paleo-Verfechter nur marginal, da er Zucker und gezuckerte Produkte generell meidet. Bei einer Paleo-Diät meidet man alles, was eine hohe Kohlenhydratdichte hat und industriell verarbeitet wurde. Dass Zucker in jeglicher Form schädlich ist, wissen wir nicht erst seit heute. Trotzdem überschreiten wir bei normaler Ernährung fast täglich die gesundheitsverträgliche Menge. Unser Organismus ist auf Süßes geeicht. Die Muttermilch enthält hohe Bestandteile an Laktose, dem angenehm süßen Milchzucker. Da wir genetisch bereits darauf eingestellt sind, werden uns als Kind süßer Grieß- oder Obstbrei, gesüßte Kindertees und zuckerhaltige Kakaogetränke eingeflößt, damit wir ja nicht entwöhnt werden.

Zuckermoleküle können schnell verdaut und ins Blut aufgenommen werden. Prompt steigen der Blutzuckerspiegel und der Insulinspiegel, mit denen wir uns im nächsten Tipp intensiver befassen. Jede Form schnell verfügbaren Zuckers ist gesundheitsschädlich. Süßstoffe sind noch schlimmer. Vor allem, wenn mehrere genutzt werden. Wer täglich Zuckerarten verzehrt, sorgt automatisch für eine Bauchfett-Vermehrung. Zucker macht süchtig. Es ist nicht leicht, auf Süßes zu verzichten - auch weil diese Zutat selbst in Wurstsorten oder Ketchup enthalten ist. Viele Verfechter der Steinzeitdiät brandmarken Zucker als "giftig". Ob das sinnvoll ist, sei dahingestellt. Die Dosis bestimmt das Gift, wie wir wissen. In der Paleo-Ernährung kommt Industriezucker in all seinen Erscheinungsformen und Tarnungen nicht vor, weil nichts industriell Verarbeitetes gegessen wird. Zudem verwandelt Dein Organismus auch Stärke in Zucker. Daher verbietet die Paleo-Ernährung die stärkehaltigen Kohlenhydrate wie Kartoffeln, Reis, Pasta oder Vollkornbrot. Das ist auch bei einer Diätmaßnahme sinnvoll.

Mehrfachzucker oder Polysaccharide aus stärkehaltigen Lebensmitteln sind nicht auf Anhieb süß. Doch wenn man sie sorgfältig kaut, nehmen sie einen süßen Geschmack an. Enzyme im Speichel verwandeln die Polysaccharide in ihre Einzelbestandteile. Einer davon ist Zucker. Nur Kohlenhydrate aus Zellulose sind unverdaulich. Zucker wird als toxisch bezeichnet, weil ein dauerhaft zu hoher Blutzuckerspiele so zerstörerisch wie ein Toxin wirkt. Auch ein zu niedriger Blutzuckerspiegel zeitigt keine angenehmen Symptome. Die ständige Zucker-Achterbahn schwächt den Organismus. Der ausgleichende Faktor für die Zuckerzufuhr ist das Hormon Insulin, dem wir uns gleich anschließend i intensiver widmen. Wir können aber auch über Zuckerverzicht und eine Reduktion der Kohlenhydrate für einen ausgeglichenen Blutzuckerspiegel sorgen. Genau das propagiert die Paleo-Ernährung. Zucker macht dick. Jede Insulinausschüttung assistiert dem Organismus sogar dabei. Darum können Diabetiker, die Insulin spritzen müssen, nur schwer Gewicht reduzieren. Paleo-Verfechter sollten nicht auf widersprüchliche Studien vertrauen, sondern auf das, was ihnen ihr Körper sagt. Solange er zuckerbedingt Achterbahn fährt, geht es einem nicht wirklich gut. Finde nach der Umstellungsphase heraus, welche Menge gesunder Kohlenhydrate gut für Dich ist.

Tipp 6 - Reguliere den Insulinstoffwechsel

Insulin ist ein Speicherhormon. Es reguliert über die Bauchspeicheldrüse den Zuckerstoffwechsel. Ohne das Zutun des Insulins könnte ein Zuviel an Blutzucker uns töten. Insulinausschüttungen sorgen dafür, dass Zucker aus dem Blut in Glukoseform abgespeichert und unschädlich gemacht wird. Ein Großteil der Glukose wird in der Leber, in den Muskeln oder als Fettzelle abgespeichert. Der Rest liefert Energie. Die Dauerbelastung unserer Nahrung durch Unmengen Zucker und Kohlenhydrate führt zur Organ-Überlastung - und als Folge davon zu zahlreichen Zivilisationserkrankungen. Darum propagieren die Verfechter der Paleo-Küche den Verzicht auf Zucker-Überfrachtungen. Zucker und Insulin verhindern in Überdosis geradezu den Fettabbau.

Als Gegenpart des Insulins ist das Hormon Glukagon zu sehen. Zusammen regeln diese beiden Hormone

- den Kohlenhydrat- und Zuckerabbau
- die Fetteinlagerung und den Fettabbau
- den Blutdruck
- den Cholesterin-Spiegel
- die Wasseransammlungen im Körper
- den Eiweiß-Stoffwechsel

und sorgen bei fortgesetzter Zucker-Überdosis für das Entstehen von Diabetes und anderen Erkrankungen. Die Paleo-Ernährung sucht den Ausgleich zwischen diesen beiden Hormonen. Hormone sollten nicht unsere Herren sein. Stattdessen müssen wir durch die Paleo-Diät lernen, sie richtig zu programmieren. Dann klappt es auch mit dem Abnehmen. Die am Tag verträgliche Zuckermenge beträgt etwa einen Teelöffel. Wir verzehren ein Vielfaches davon, meist als versteckte Zuckerarten. Dazu kommen noch weitere Kohlenhydrate, die ebenfalls zu Glukose verstoffwechselt werden. Den Blutzucker- und Insulinstoffwechsel auf ein gesundes Maß herunter zu regulieren, ist daher nicht nur ein Anliegen der Paleo-Diät. Vor allem sind ein niedriger Blutzucker- und Insulinspiegel Garanten für eine gelingende Fettverbrennung. Solange die entsprechenden Instanzen damit beschäftigt sind, Unmengen von Zucker aus dem Blut zu entfernen, können sie keine anderen Aufgaben erfüllen.

Könntest Du ausrechnen, wie viele Kohlenhydrate Du täglich insgesamt verzehrst, hättest Du am Ende des Tages womöglich statt des erlaubten EINEN Teelöffels 30 verzehrt. Das hat dramatische Auswirkungen auf den Insulingehalt im Blut. Es kommt zum Insulinödem. In Folge des häufig hohen Glukagon- und Insulinspiegels steigt Dein Blutdruck. Deine Arterien verengen sich, Stresshormone werden ausgeschüttet - und der Blutdruck steigt weiter. Zeitgleich produziert Dein Organismus mehr Cholesterin. Das Insulin ist keineswegs nur mit dem Zuckerabbau beschäftigt. Im Zuge des Zuckerabbaus sorgt Glukagon dafür, dass der überschüssige Zucker aus dem Blut, der nicht in der Leber oder den Muskeln gebunkert werden kann, in Form von Fetteinlagerungen unschädlich gemacht wird. Bei Völkern, die im Dschungel leben und keine Zivilisationskost kennen, sind Zivilisationserkrankungen oder ein erhöhter Insulinspiegel unbekannt. Die Paleo-Diät umschifft einen hohen Blutzucker- und Insulinspiegel ebenfalls effektiv. In Folge Deiner Umstellung zur Paleo-Ernährung kann es zum ersehnten Fettabbau und zur Verhinderung weiterer Fetteinlagerungen kommen. Du bekommst keine Insulinresistenz und keine Diabetes-Erkrankung. Auch den Bierbauch, den man korrekterweise lieber als Insulinbauch bezeichnen sollte, wirst Du dauerhaft los. Auf Dein abendliches Bier musst Du allerdings zukünftig verzichten.

Übrigens: Trotz Umstellung auf Paleo-Ernährung wird in Deinem Organismus weiterhin Insulin ausgeschüttet - zur Verwertung von Proteinen nämlich. Fette hingegen beeinflussen den Insulinspiegel nicht. In Kombination mit Kohlenhydraten sieht es allerdings schon wieder anders aus! Proteine kannst Du mit Fetthaltigem oder einer gemäßigten Menge Kohlenhydrate verzehren, ohne dass viel Insulin ausgeschüttet wird. Das meiste Insulin wird beim Verzehr von einer nur aus Kohlenhydraten bestehenden Mahlzeit ausgeschüttet - und noch mehr bei der Kombination von vielen Kohlenhydraten, die mit etwas Protein kombiniert werden. Die garantierten Fettmacher und Insulin-Produzierer sind Hamburger, Kuchen, Pizza, Döner oder Pasta-

Gerichte. Ohne Glukagon als Gegenspieler des Insulins würde alles aus dem Ruder laufen. Bei der Paleo-Diät stellt Dein Organismus mehr Glukagon her - und das ist gut.

Tipp 7 - Meide möglichst viele Kohlenhydrat-Quellen

Warum die Meidung von Kohlenhydraten notwendig ist, wenn man abnehmen möchte, ist Dir jetzt langsam klar. Die Paleo-Diät ist diesbezüglich ziemlich konsequent. Trotz thematischer Überschneidungen ist sie konzeptuell nicht identisch mit der "Low Carb"-Ernährung. Die "Low Carb"-Ernährung strebt einen insgesamt niedrigen Kohlenhydratverzehr an. Die Paleo-Ernährung verzichtet vor allem auf die *leeren* Kohlenhydrate. Daher sind Kohlenhydrat-Lieferanten wie Kartoffeln, Karotten, Süßkartoffeln oder Kochbananen erlaubt. In der Paleo-Ernährung machen solche Kohlenhydratquellen höchstens 20, maximal 40 Prozent der Gesamtnahrung aus. Bei einer als Diät verstandenen Paleo-Ernährung muss der Konsum von Kohlenhydraten aber gesenkt werden. Wie bereits erwähnt, lassen Kohlenhydrate den Insulinspiegel steigen. Sie behindern den Fettabbau. Je nach Bewegungslevel sollten pro Tag nicht mehr als 50-150 Gramm Kohlenhydrate auf den Teller kommen. Da aber eine so niedrige Kohlenhydratmenge Stress und Zuckerabstürze zeitigen kann, solltest Du vorsichtshalber mit Deinem Hausarzt über die geplante Paleo-Diät sprechen.

Problematisch ist für manchen, dass man im Netz widersprüchliche Angaben zu den erlaubten Kohlenhydratmengen findet. Sind Kartoffeln und Reis nun erlaubt? Bei einer Paleo-Diät sollte beides nicht verzehrt werden. Normalerweise gehören beide in eine Grauzone der Paleo-Ernährung. Als Getreide ist weißer Reis eigentlich tabu. Für Sportler können stärkehaltige Kohlenhydrate aus Reis und Kartoffeln aber sinnvoll sein. Tabu bleiben jedoch alle mit Pflanzenfett zubereiteten Kartoffelgerichte wie Rösti oder Pommes frites. Die meisten Paleo-Neulinge haben zuerst Umstellungsprobleme beim Frühstück. Die gewohnten Croissants, Weißmehlbrötchen, Toastscheiben, Graubrotschnitten und Honig-Crunchys sind bei Paleo-Ernährung tabu. Zum Umgang mit Umstellungsproblemen findest Du weiter unten einen speziellen Tipp. Am besten informierst Du Dich gleich mal, was Du zum Paleo-Frühstück essen darfst. Im Netz findest Du heutzutage zahlreiche Paleo-Webseiten mit fantasievollen Frühstücksrezepten. Grüne Smoothies und Eiergerichte wie Omelett oder Rührei sind ein Beispiel Deiner vielen Frühstücks-Möglichkeiten. Du tust Dir keinen Gefallen damit, nur halbherzig eine Paleo-Diät zu machen und Dein gewohntes Frühstück beizubehalten. Viel besser ist es, gelegentlich einmal ein Frühstück auszulassen. Man nennt das dann "intermittierendes Fasten". Dazu findest Du später in meinem E-Book einen eigenen Tipp.

Die Umstellung auf wenige Kohlenhydrate fällt vielen Paleo-Anfängern schwer. Dein Organismus hat mit Deiner Hilfe über die Jahre falsche Dinge lernen müssen und dafür wichtige Dinge verlernt. In der ersten Paleo-Woche leiden viele an einem Kohlenhydrat-Entzug, dem sogenannten "Carb-Kater". Sie fühlen sich benebelt und haben Heißhunger auf süße Lebensmittel. Das geht vorbei. Leichter wird die Umstellung auf die Paleo-Diätphase mit erlaubten Kohlenhydraten aus Möhren, Pastinaken, Süßkartoffeln oder Kochbananen. Nach der ersten Paleo-Woche reduzierst Du dann auch diese Kohlenhydratquellen auf das sinnvolle Maß. Prinzipiell benötigt Dein Organismus der Paleo-Konzeption zufolge überhaupt keine Kohlenhydrate aus der Nahrung. Der Bedarf an Glukose kann auch anders - nämlich über Proteine - gedeckt werden. Um es Deinem Organismus zu erleichtern und ihn nicht zusätzlich zu fordern, empfehlen Paleo-Verfechter eine Mindestmenge von 100 bis 150 Gramm erlaubter Kohlenhydrate.

Tipp 8 - Meide Getreide - oder leide

Die Paleo-Ernährung propagiert, dass Du besser kein Getreide isst. Wie überzüchtet und belastet der moderne Weizen ist, wissen wir alle. Er zählt nicht umsonst zu den häufigsten Allergenen unter den Lebensmitteln. Doch auch andere Getreide haben aus Sicht der Paleo-Verfechter Gefahrenpotenzial. Auch hier bestimmt jedoch aus meiner Sicht die Dosis das Gift. Unsere Ahnen kannten kein Getreide, mit Ausnahme von Wildreis. Sie aßen bis zur Sesshaftigkeit nur winzige Mengen Getreide. Erst zum Ende der Steinzeit baute man Getreide an. Man ermöglichte damit eine Vorratshaltung. Manche behaupten, der Mensch habe sich im Laufe der Evolution nicht an einen so hohen Getreidekonsum anpassen können, wie er heute gepflegt wird. Zöliakie-Betroffene wissen, dass glutenhaltiges Getreide einen richtig krank machen kann. Dazu im nachfolgenden Paleo-Tipp mehr.

Neben dem Gluten enthalten viele Getreidesorten auch sogenannte "Anti-Nährstoffe". Da sind zum einen die Lektine. Es handelt sich dabei um pflanzeneigene Abwehrproteine, zu denen auch das Gluten gehört. Außerdem haben wir es mit Phytinsäure zu tun. Beide blockieren - zum Teil sogar vollständig - die Aufnahme bestimmter Nährstoffe, beispielsweise Eisen (Gluten), Kalzium oder Zink (Phytin). Zudem lösen sie Schäden im Verdauungstrakt aus. In Folge anhaltenden Getreide-Konsums können Erkrankungen wie Diabetes, Darmentzündungen und Multiple Sklerose entstehen. Erstaunlich ist auch, dass sogar Menschen ohne Zöliakie vom Gluten-Verzicht profitieren. Nicht jeder Mensch ist gleichermaßen empfindlich für die Anti-Nährstoffe. Fakt ist aber, dass die massive industrielle Herstellung von Getreideprodukten den Stärkegehalt und die Pestizidbelastungen von Getreide noch in die Höhe getrieben hat. Dazu kommen die zunehmend überdüngten, ausgelaugten Böden, auf denen Getreide in Monokultur angebaut wird. Der einstige Nährstoffgehalt von Getreide ist heutzutage nicht mehr vorzufinden. Auch im Vergleich mit Gemüsesorten oder Obst schneidet das Nährstoffprofil von Getreide schlecht ab. Über pflanzliche Lebensmittel kann man viel leichter seinen Vitalstoffbedarf decken. Wolltest Du Deinen Nährstoffbedarf mit

Getreide abdecken, müsstest Du viel davon essen. Übergewicht ist die Folge.

Getreide ist reichlich mit Omega-6-Fettsäuren gesegnet. Ohne das korrekte Verhältnis zu den Omega-3-Fettsäuren, so propagiert die Paleo-Ernährung, ist ein Überfluss an Omega-6-Fettsäuren schädlich. Er kann chronische Entzündungskrankheiten wie Rheuma, Gefäßerkrankungen oder Krebs begünstigen. Ihr hoher Kohlenhydratanteil von 60-80 % Stärkegehalt disqualifiziert die meisten Getreideraten ebenfalls. Je mehr Getreide Du verzehrst, desto eher wirst Du Entgleisungen auf der Blutzucker- und Insulinebene erleben. Im Vergleich zum Gemüse sind Getreidearten eher schlechte Versorger mit Ballaststoffen, Mineralstoffen oder B-Vitaminen. Es spricht also viel mehr dafür, sich seine Ballaststoffrationen, seine Mineralstoffe und seine Vitamin B-Versorgung über Gemüsegerichte zu sichern, wie es in der Paleo-Diät der Fall ist. Meide Getreideprodukte wie Brot, Pasta, Pizza und alles, was aus Weizen, Roggen, Hafer, Gerste, sowie Mais, Reis, Bulgur, Polentagrieß oder Hirse hergestellt wird.

MARC U. MEIER

Tipp 9 - Meide glutenhaltige Nahrungsmittel

Solange Du nach der Paleo-Diät alles meidest, was aus Getreide hergestellt wird, nimmst Du auch kein Gluten auf. Es geht dabei um ein Klebereiweiß, ohne das man keine Brotkrume erzeugen könnte. Nur Getreide wie Weizen, Weizenprodukte wie Couscous, Paniermehl, Weizen-Grieß, Pasta und Bulgur, Dinkel und daraus hergestellter Grünkern oder Dinkelgrieß, Gerste und Roggen enthalten Klebereiweiß. Alle anderen Getreide enthalten von Natur aus kein Gluten. Als Zöliakie-Patient leidet man an einer Gluten-Unverträglichkeit. Zöliakie macht sich durch Durchfälle, Bauchschmerzen, Vitalstoffmängel und Gewichtsverlust bemerkbar. Solche Menschen müssen selbst Spuren von Gluten lebenslang meiden. Wir hingegen verzehren jahrelang Getreide mit Klebereiweiß, ohne zu wissen, wie schädlich das Gluten ist. Das liegt vor allem an den optimierten Zucht-Getreiden, deren Stärke- und Glutengehalt immer höher wird. Daran ist unser Organismus tatsächlich nicht durch die Evolution angepasst. Wenn ein Paleo-Verteter dem Gluten den Kampf ansagt, bemerkt er oft gesteigertes Wohlbefinden. Das sagt schon alles über den Gesundheitswert des Gluten-Verzichts in der Paleo-Ernährung.

Problematisch ist nun aber, dass Spuren von Gluten auch in anderen Lebensmitteln enthalten sein können - vorzugsweise den stark verarbeiteten. Versteckt kann es in

- gebundenen Fertigsoßen
- fettreduzierten Produkten
- Restaurant-Suppen
- Fertiggerichten
- Puddingpulver
- Pommes frites
- Kartoffelpuffern
- Kartoffel- oder Mais-Chips und Ähnlichem
- Kartoffelkroketten
- Wiener Würstchen und Wurstaufschnitten
- Kräuter-Frischkäsezubereitungen mit Kräutern
- Speiseeis

- Nuss-Nougat-Cremes
- Ketchup oder Senf
- Gewürzmischungen

oder sogar in Schokolade enthalten sein. Die Lebensmitteltechnologie nutzt glutenhaltige Stärke-Produkte, um ihre Halbfertig- und Fertigprodukte zu binden, gelieren, mit Aromen zu versehen, zu emulgieren oder zu stabilisieren. Zwar muss der Glutengehalt bei abgepackten oder tiefgefrorenen Nahrungsmitteln seit 2005 angegeben werden, aber eben nicht bei Frischtheken-Produkten. Aus allem Gesagten ergibt sich automatisch der folgende Tipp.

Tipp 10 - Meide industriell verarbeitete Nahrung

Solange die Menschen noch selbst angebaute Gemüse und Obstsorten, selbst gefangenen Fisch, auf dem eigenen Hof gehaltene Tiere, frisch verarbeitete Tierprodukte und Getreide des Nachbarbauern verzehrten, lebten sie vergleichsweise gesund. Ebenso gesund ernährten sich die Völker, die von dem lebten, was die Natur ihnen bot. Das hat die Ernährungsethnologie zweifelsfrei feststellen können. Hungersnöte kamen zwar gelegentlich vor. Sie waren aber nicht vergleichbar mit den vermeidbaren Hungersnöten, die wir heute kennen. Heutzutage werfen wir wertvolle Nahrungsmittel einfach weg, weil wir unseren Überfluss nicht verschenken wollen. Statt uns mit diesen gesunden Gemüse- und Obstsorten zu ernähren, futtern wir vorzugsweise Fertig- oder Halbfertig-Produkte aus den Laboren der Lebensmittelchemiker. Diese stellen Aromen aus Sägespänen oder Schimmelkulturen her. Sie überfrachten ihre Produkte mit Würzmischungen und peppen sie mit überflüssigen Bindemitteln, Emulgatoren oder Geschmacksverstärkern auf. Hauptsache, es macht satt und schmeckt. Das Paleo-Konzept erteilt all dem eine Absage.

Naturbelassene und unverarbeitete Nahrungsmittel sind bei der Paleo-Diät die Quelle von Gesundheit. Fast Food, Tiefkühlkost, Süßigkeiten, Imbissgerichte, Tütensuppen oder Kantinenkost enthalten viele Substanzen, die krank machen können. Wir haben es mit

- versteckten Zuckersorten
- Süßstoffen
- gehärteten Fetten
- synthetischen Aromen
- Geschmacksverstärkern
- Bindemitteln
- Säuerungsmitteln
- Trans-Fetten
- Farbstoffen
- Entschäumern
- Geliermitteln

- Konservierungsstoffen
- Stabilisatoren

und Ähnlichem zu tun. Auch wenn die Grenzwerte für unbedenkliche Mengen meist eingehalten werden, sind diese Unbedenklichkeits-Grenzwerte meistens viel zu hoch angesetzt und werden auch nach Belieben geändert. Die Paleo-Ernährung verzichtet prinzipiell auf alles, was Dein Wohlbefinden schmälert. Zu Recht, wie ich finde.

Tipp 11 - Weg mit Zusatzstoffen

Da man als Paleo-Jünger auf alle verarbeiteten Lebensmittel verzichtet, erübrigt sich das Reden über Zusatzstoffe. Oder nicht? Logischerweise kannten unsere Neandertal-Ahnen keinerlei Zusatzstoffe - außer vielleicht Sand zwischen den Zähnen. Das, was wir heute vorzugsweise essen, klingt in der Zutatenliste genau nach dem, was es ist: Lebensmittelchemie. Damit das nicht auffällt, druckt man die Zutatenlisten unter einem Falz oder in winziger Schrift. Alles, was unsere moderne Ernährung ausmacht, spiegelt die Gegenseite zur Paleo-Idee. Wer kocht heutzutage im Alter von 25 noch gesunde Gemüsegerichte? Gourmets, Veganer, Vegetarier und Menschen, die damit groß geworden sind. Doch viel zu oft verzehren wir das, was erst Sesshaftigkeit und Industrialisierung in unser Leben gebracht haben. Zukünftig essen wir vermutlich Nahrungsmittel, die von der Nanotechnologie, der Umweltverschmutzung und einem zunehmenden Ressourcenmangel beeinflusst wurden. Bereits heute essen wir viele minderwertige oder stark verarbeitete Lebensmittel. Wir essen pfundweise Süßigkeiten, Snacks und Kuchen. Dazu addieren sich alkoholische Szene-Getränke und kistenweise Zuckerbrausen. Bei den Fetten und Speiseölen nehmen wir gerne die billigen, die raffiniert oder gehärtet wurden.

In Krankenhäusern mit Allergiestation serviert man allergieverdächtigen Patienten eine Riesenschüssel mit Haribo und Konsorten, um Allergien auf Farbstoffe und Kunstaromen festzustellen. So weit ist es mit unserer Haltung zum Essen gekommen. Als Paleo-Neuling wirst Du das alles überdenken müssen. Nicht nur sind viele Zusatzstoffe keineswegs unbedenklich, sie machen zum Teil auch dick. Stark verarbeitete Nahrungsmittel sind kein zivilisatorischer Segen. Im Gegenteil: Sie fluten Deinen Organismus mit ungesunden Substanzen. Zusatzstoffe und Substanzen mit Zusatznummern, die mit "E" beginnen, sollen

- die Haltbarkeit verlängern
- mehr Würze in die Sache bringen

- den Geschmack verstärken
- eine gesündere Farbe vortäuschen
- Blasenbildung verhindern
- Vitaminverluste ausgleichen
- ein Auseinanderfallen emulgierter Stoffe verhindern
- oder die Konsistenz optimieren.

Unter den Zusatzstoffen stehen einige im Verdacht, Allergien oder Krebs auslösen zu können. Paleo-Jünger verzichten dankend auf Nitrite, Sorbinsäure, Zuckerersatzstoffe, Sulfite, Geschmacksverstärker oder synthetische Süßstoffe. Gerade Letztere sind bisher in vielen Diäten verwendet worden. Man denke nur an die "Light"-Produkte. Inzwischen wissen wir, dass Süßstoffe nicht schlanker machen, sondern den Süßhunger aufrecht erhalten. Im Übrigen erkennt man heute, dass sie den Glukosestoffwechsel und die Darmflora nachhaltig durcheinanderbringen. Außerdem haben viele Zusatzstoffe und Süßstoffe nur ein Ziel: dass wir im Glauben, sie machen nicht dick, noch mehr essen und trinken. Im Kopf der meisten Menschen sind Völlerei und Genusssucht eingespeichert. Im Kopf von Paleo-Anhängern sieht es aber anders aus. Sie programmieren ihr System bewusst um. Der Verzicht auf alles industriell Hergestellte ist zugleich ein Verzicht auf die komplette Lebensmittelchemie. Recht so! Denn alles, was behauptetermaßen "veredelt" wird, kostet anschließend deutlich mehr - und das, obwohl es aus ernährungsphysiologischer Sicht wertloser ist.

Tipp 12 - Ballaststoffe sind gut für die Figur

Dass Ballaststoffe den Darm gesund halten, wissen die meisten Menschen. Doch wenn sie zur Paleo-Ernährung wechseln, fragen sie sich, wo jetzt die Ballaststoffe herkommen sollen. Der Verzicht auf Vollkornbrot, Müsli und Hülsenfrüchte wird mit einem drohenden Mangel an Ballaststoffen gleichgesetzt. Fleisch, das in der Paleo-Ernährung in größerer Menge zugeführt wird, hat keine Faser- oder Ballaststoffe. Woher nimmt ein Paleo-Anhänger also die unverdaulichen Kohlenhydrate? Keine Sorge. Auch wenn viele Kohlenhydratquellen entfallen, bleiben genügend Ballaststoffe übrig.

Der Begriff "Ballaststoffe" ist eigentlich irreführend. Es ist keineswegs Ballast für den Organismus, solche Stoffe aufzunehmen. Im Gegenteil: Ohne sie würde man keine so gute Verdauung haben. Doch in unserer Zeit wird das ballaststofffreie Weißmehl als das edlere Mehl angesehen. Das ist Quatsch. Ein Weizenschrotbrot schmeckt tausendmal besser als ein Weißmehl-Weizenbrot. Zudem enthält es das volle Korn samt Spelz und nicht nur die Stärke aus dem Getreidekorn. Bei Verzicht auf Getreide und Leguminosen müssen die Ballaststoffe aus dem Gemüse kommen. Unter den Paleo-Kritikern ist das Thema "Ballaststoffe" das strittigste. Faserreiche Gemüse- und Obstsorten enthalten ausreichend viele Ballaststoffe. Die unverdaulichen Faserstoffe sind wasserlöslich oder nicht. Zu den wasserlöslichen Faserstoffen rechnet man beispielsweise Pektin oder Guar. Die wasserunlösliche Zellulose kennt jeder als Bestandteil von pflanzlicher Nahrung.

Beide Ballaststoffarten übernehmen unterschiedliche Aufgaben im Organismus. Wasserlösliche Ballaststoffe sind an der Blutzuckerregulierung beteiligt. Durch ihre Existenz in einem Lebensmittel werden die Kohlenhydrate langsamer verdaut. Dadurch steigen der Blutzuckerspiegel und der Insulinspiegel nicht so rasant an. Im Gegensatz dazu ist bei den wasserunlöslichen Ballaststoffen ihre Quellfähigkeit wichtig. Durch das hohe Wasserbindungsvermögen dieser Quellstoffe kann die Lebensmittelindustrie Substanzen gelieren, in der Konsistenz verändern oder vor dem Auseinanderfallen bewahren. In unserem Organismus sorgen solche Ballaststoffe für die Eindickung des Nahrungsbreis. Das Stuhlvolumen steigt, die geheimen Ecken der Darmwände werden gereinigt. Außerdem sorgen solche Quellstoffe für ein schnelleres Sättigungsgefühl. Komplexe Prozesse im Darm sorgen dafür, dass die wasserlöslichen Faserstoffe in Fettsäuren und Wasserstoff aufgespalten werden. Diese sind wichtig für die Darmgesundheit. Schon deshalb kann die Paleo-Ernährung zwar auf Vollkorn und Kohlenhydrate verzichten - aber eben nicht auf Ballaststoffe. Sie werden zur Ausscheidung von Gallensäure und Toxinen benötigt. Ballaststoffe haben außerdem einen positiven Einfluss auf den Cholesterinspiegel.

Der tägliche Bedarf an Ballaststoffen liegt bei etwa 30 Gramm. Diese Menge an Faser-, Quell- und unverdaulichen Ballaststoffen kann jeder Paleo-Anhänger problemlos über faserreiche Gemüse und Obstsorten aufnehmen. Auch ungeschälte Nüsse sind ballaststoffreich. Sie sind leider aber auch fetthaltig, also Vorsicht damit. Wer jeden Tag einen ungeschälten Apfel, eine rohe Paprika, einen Kohlrabi-Salat, 200 Gramm Schwarzwurzelgemüse und eine rohe Ananas verzehrt, hat bereits 45 Gramm Ballaststoffe aufgenommen. 200 Gramm Schwarzwurzeln enthalten schon 36,8 Gramm Faserstoffe. Ungeschälte Mandeln sind mit 9,8 Gramm auf 100 Gramm sehr ballaststoffreich, ebenso Heidelbeeren, Johannisbeeren oder Kiwi. Rosenkohl, Karotten, Spargel oder Zucchini - sie alle enthalten Ballast- und Faserstoffe. Wenn Du im Zuge Deiner Paleo-Diät viel Gemüse und faserreiches Obst isst, kann Dir nichts passieren.

MARC U. MEIER

Tipp 13 - Wertvolle Fette zuführen

Du glaubst, Du hast bisher gesunde Fette zu Dir genommen? In der Regel ist das ein Irrtum. Denn das meiste, was aus dem Supermarkt stammt, sind über Salzsäure raffinierte Speiseöle oder gehärtete Margarinen. In Imbissen erhalten wir Nahrung, die mit gehärteten und minderwertigen Fetten getränkt ist. In der Paleo-Ernährung stehen kalt gepresste Pflanzenöle und ungehärtete Fette auf dem Programm. Klugerweise bezieht man diese aus dem Bioladen. Für Deinen Organismus sind gesunde Fette wegen ihrer Fettsäuren wichtig. Ohne sie kann er seine Energiezufuhr und die Zellfunktionen nicht aufrecht erhalten. Weil Dein Organismus essenzielle Fettsäuren nicht selbst produzieren kann, benötigt er Deine Unterstützung. Paleo lehrt Dich: Gesundes Fett macht nicht fett. Nur Kohlenhydrate machen dick und sorgen für Fettansammlungen an den falschen Stellen. Bei der Paleo-Diät sorgen gesunde Fette und hochwertige Proteine für ein langes Sättigungsgefühl. Die Formel "Low Carb, high fat" ist wissenschaftlich gut untersucht. Sie hat hohen Gesundheitswert und reduziert auch Deine Fettpolster.

Bisher hast Du wahrscheinlich viel Margarine und ungesunde Pflanzenfette zu Dir genommen. Beide sind mit großen Mengen an mehrfach ungesättigten Fettsäuren sowie Omega-6-Fettsäuren - und in gehärteter Form mit sogenannten Transfettsäuren - behaftet. Insbesondere in industrieller Fertignahrung finden sich letztere reichlich. Transfettsäuren sind gesundheitsschädigend, weil sie entzündungsfördernd sind. Sie sorgen außerdem für Figurprobleme und Herzerkrankungen. Die mehrfach ungesättigten Fettsäuren werden schnell ranzig. Auch Omega-6-Fettsäuren können im Übermaß Entzündungskrankheiten begünstigen. In der Paleo-Ernährung verzichtest Du auf ungesunde Pflanzenfette. Du ersetzt diese durch gesättigte, tierische Fette. Du verwendest bevorzugt Schweineschmalz oder Butterreinfett, um die Zufuhr von Transfett- bzw. Omega-6-Fettsäuren zu begrenzen. Auch Kokosfett ist wegen der darin enthaltenen gesättigten Fettsäuren empfehlenswert. Als Pflanzenfette erlaubt sind außerdem Avocado-Öl und Macadamianuss-Öl. Auch Olivenöl geht o.k., weil es weitgehend aus einfach ungesättigten Fettsäuren besteht.

Deine Paleo-Diät wird von gesunden Fetten begleitet. Trotzdem nimmst Du ab. Das klingt widersinnig, ist es aber nicht. Als Paleo-Neuling wirst Du lernen, dass Fett nicht gleich Fett ist. Die hochwertigen Fette sorgen niemals für einen Gewichtszuwachs, solange Du die täglich verzehrte Kohlenhydratmenge im Griff hast. Die hohe Energiedichte gesunder Fette sättigt Dich viel eher als Kohlenhydrate dies können. In der Paleo-Ernährung werden hohe Fettmengen mit niedriger Kohlenhydrat-Zufuhr kombiniert. Der Organismus bezieht seine Energie aus den zugeführten Fetten, nicht aber aus den Kohlenhydraten. Daher setzt auch nichts an. Das belegen auch verschiedene wissenschaftliche Studien, die den gesundheitlichen Wert einer "low carb, high fat"-Ernährung bestätigen. Das liegt unter anderem daran, dass gesunde Fette durch die enthaltenen essenziellen Omega-3-Fettsäuren entzündungshemmend wirken. Essentielle Omega-3-Fettsäuren sind in pflanzlichen Ölen, in fetten Fischarten und im Fleisch von Weidetieren zu finden, die auf einer Wiese grasen durften.

Wichtig ist, ein gutes Verhältnis zwischen Omega-6- und Omega-3-Fettsäuren herzustellen. Die Omega-6-Fettsäuren sollten im Verhältnis von 1:1 oder maximal 5:1 in Relation zu den Omega-3-Fettsäuren aufgenommen werden. Unsere normale Ernährung ist durch eine Überdosis an den Omega-6-Fettsäuren gekennzeichnet. Diese nehmen wir üblicherweise in ungesunden Verhältnissen wie 8:1 oder sogar 18:1 auf. Mit Deiner Paleo-Diät sorgst Du automatisch für das ideale Verhältnis beider Fettsäurearten. Du wirst zukünftig viele Omega-3-reiche Lebensmittel auf dem Teller haben.

Tipp 14 - Butter und Margarine sind tabu

Auf den Frühstückstischen der meisten Deutschen stehen
entweder Butter oder Margarine hoch im Kurs. Butter hält
mancher für gesünder. Andere behaupten, ihre Halbfettmargarine
sei viel besser. Beide sind in der Paleo-Diät und -Ernährung
verboten. Auch Bio-Butter von grasgefütterten Kühen aus dem
Bioland-Stall. Butter ist aus Paleo-Sicht zwar als gesundheitlich
wertvoller einzustufen als die meisten Margarinen. Aber trotzdem
gibt es bessere Alternativen. In der Paleo-Küche verwendet man
eher das indische Butterreinfett, auch Ghee genannt. Gegen viele
Margarinen spricht schon die Zutatenliste. Margarinen werden

- mit Wasser gestreckt
- aus diversen Pflanzenölen hergestellt, die weitgehend aus Omega-
6-Fettsäuren bestehen
- mit cholesterinsenkenden Stoffen versetzt
- gesalzen oder mit Stärkepulver versetzt
- mit Buttermilch oder Joghurtkulturen schmackhafter gemacht
- mit Emulgatoren wie Lezithin oder Mono- und Di-Glyzeriden aus
Fettsäuren versetzt
- mit Konservierungsmitteln wie Vitamin E, Folsäure, Vitamin C
oder Pottasche-Bestandteilen länger haltbar gemacht
- mit synthetischen Vitaminen aufgebrezelt
- und mit Beta-Karotin, Vitamin A oder B12 farblich angepasst.

Das klingt nicht nach einer Qualifikation für Paleo-Konzepte.
Trotzdem kehren manche Paleo-Jünger irgendwann zur Margarine
zurück, weil sie die empfohlenen Fette nicht dauerhaft in ihre
Rezepturen integrieren mögen. Wie an anderer Stelle bereits
erwähnt, gibt es zahlreiche Paleo-Varianten. Es gibt auch einige
strittige Punkte, über die man heiß diskutiert. Doch wenn Du einen
Diäterfolg manifestieren willst, empfehle ich dir: Halte Dich an die
Regeln der Paleo-Ernährung. Möchtest Du diese Ernährungsform
anschließend dauerhaft beibehalten, weil Deine Gesundheit besser
ist als vorher, kannst Du individuelle Anpassungen vornehmen.

Auch pflanzliche Margarine besteht weitgehend aus gehärteten
Fetten. Sie würde sich sonst bei Raumtemperatur verflüssigen.

Butter ist von Natur aus fest. Ghee ist geklärte Butter. Sie wird von allen Milchbestandteilen gereinigt. Bezüglich der Butter gibt es unter den Paleo-Vertretern unterschiedliche Ansichten. Viele Paleo-Jünger essen Butter, weil es ein tierisches Fett ohne weitere Zutaten ist. Unsere Paleo-Ahnen haben aber keine Butter verwendet, denn sie haben keine Milchkühe gezüchtet. Außerdem soll man in der Paleo-Ernährung Milchprodukte meiden. Wie konsequent Du damit umgehst, überlasse ich Deiner Entscheidung. Wenn Dir der Einstieg in eine Paleo-Diät leichter fällt, wenn Du Butter verwendest, ist das sicher kein Beinbruch.

Tipp 15 - Pflanzliche Nahrung vorziehen

Im Kapitel über Ballaststoffe hast Du bereits erfahren, dass Du alle notwendigen Faser-, Quell- und Ballaststoffe aus Gemüse und Obst beziehen kannst. Außerdem ist pflanzliche Nahrung natürlich DIE Quelle für Vitamine, Spurenelemente und Mineralstoffe. Mancher sieht die Paleo-Ernährung trotz des hohen Fleischanteils als eine Variante der basischen Kost an. Damit haben wir bereits ein Problem angesprochen, das die stark verarbeitete Zivilisationskost betrifft: Sie ist stark säurebildend. Ein negatives Verhältnis von Säuren zu Basen belastet die Gesundheit stark.

Die Schnittmengen, die zwischen der modernen Form der "Steinzeit"-Ernährung und basischer Kost bestehen, sind in der Tat auffallend. Eines der wichtigsten Kriterien der basischen Kostform ist die 80-zu-20-Regel. 80 % der Nahrung sollen demnach aus basischen Lebensmitteln bestehen. Nur 20 % dessen, was man isst, darf aus säurebildenden Lebensmitteln bestehen. Unter diesen bevorzugt man die hochwertigen Lebensmittel. Ähnlich sieht es die Paleo-Ernährung. Auch hier könntest Du 80 % Deiner Paleo-Mahlzeit aus pflanzlicher Kost bestehen lassen. Du kannst aber auch den Fleischanteil erhöhen. Für Vegetarier führt der Verzicht auf Fleisch gegebenenfalls zu einer Notwendigkeit der Supplementation von Vitaminen wie B12 oder D3 und anderen Stoffen, an denen es mangelt. Dazu später in einem eigenen Tipp-Kapitel mehr. Veganer beziehen ihre Proteine weitgehend aus Getreide und Hülsenfrüchten, Paleo-Anhänger aus Fleisch, Algen, Eiern oder Fisch. Bei Fleisch solltest Du grundsätzlich auf artgerechte Haltung und Bio-Qualität achten. Wildfleisch oder Fleisch aus ökologischer Weidehaltung ist vorzuziehen. Gleiches gilt für die verzehrten Obst- und Gemüsesorten.

Gemüse- und Obstsorten aus dem Supermarkt stammen weitgehend aus konventionellem Anbau. Sie werden dank weit entfernter Herstellerländer oft frühreif geerntet, künstlich nachgereift und vielfach mit Düngemitteln und Pestiziden behandelt. Zudem müssen sie in Aussehen oder Größe EU-Standards genügen. Regionales Obst und Gemüse aus ökologischem Anbau ist in der Paleo-Ernährung vorzuziehen.

Wissenschaftliche Studien haben nachgewiesen, dass die Paleo-Ernährung wertvoller ist als die mediterrane Ernährung. Nicht jeder ist dazu gemacht, Veganer oder Vegetarier zu werden. Wer zukünftig trotzdem gesünder und schlanker leben möchte und der Zivilisationskost samt aller Folgeerkrankungen Lebewohl sagen möchte, ist als Paleo-Einsteiger herzlich willkommen.

Der Annahme nach ernährten sich unsere neolithischen Vorfahren weitgehend von (Wild)-Gemüse, Wildfleisch und Innereien, Insekten, Fischen und Meeresfrüchten, Eiern, wild wachsendem Obst, Kräutern, Pilzen, Nüssen und Esskastanien sowie gelegentlich Bienenhonig. Je nachdem, wo ein Volk siedelte, standen unterschiedliche Nahrungsquellen zur Verfügung. Bei den Inuit ernährte man sich weitgehend von fettreichem Robbenfleisch, ergänzt durch Kaninchenfleisch, Kräutern und einigen Gemüsen. Bei Urwaldvölkern musste der Proteinbedarf über Insekten und Maden gedeckt werden. In der Paleo-Ernährung darfst Du diese Proteinquellen zwar essen. Paleo-Standard sind sie aber nicht.

Tipp 16 - Gemüsevielfalt gegen Übergewicht

Viele Männer tun sich schwer mit einer basischen Ernährungsweise. Sie mögen viele Gemüsegerichte nicht und essen auch nicht jedes Obst. Die fleischlastige Paleo-Ernährung könnte für solche Menschen die ideale Lösung darstellen. Trotzdem ist Gemüsevielfalt wichtig, wenn Du eine Paleo-Diät anstrebst. Ein zu hoher Fleisch- und Fettanteil ist auch in der Paleo-Ernährung nicht wünschenswert. Faserreiche, kalorienarme Gemüse halten schlank. Sie sind basisch und verfügen über viele Vitamine, Spurenelemente und Mineralstoffe. Zudem enthalten sie Enzyme und einen hohen Wasseranteil. Natürlicher Fruchtzucker ist im Obst und einigen Gemüsesorten enthalten. Die süßen Obstsorten und Gemüsesorten müssen genau deswegen im Auge behalten werden. Vielfalt heißt, dass man sich bei einer Paleo-Diät nicht nur von den altbekannten Gemüsesorten ernährt: Karotten, Lauch, Tomaten, Dosen-Rotkohl, Spargel, Gurken, Zucchini und Paprika. Außer diesen kommen auch Wirsing, Blumen- und Rosenkohl, Fenchel und Spinat, Stangen-Sellerie, Grünkohl, Kürbis und Süßkartoffeln, Brokkoli und Mangold, Rote Beten und Pastinaken auf den Teller. Eine sortenreiche Paleo-Ernährung mit fantasievollen internationalen Rezepten ist eine kulinarische Offenbarung. Sie stellt aber für viele Einsteiger zunächst eine Herausforderung dar. Diese meistert man lässig, wenn man die Paleo-Rezeptesammlungen im Netz nutzt. Unter dem Link http://www.paleo360.de/category/rezepte/gemuese/ findest Du nicht nur ausgemacht leckere Paleo-Rezepte zur Einstimmung, sondern auch einen praktischen Rezepte-Finder für die fantasievolle Paleo-Gemüseküche. Du wirst feststellen, dass Deine Kreativität als Koch durchaus gefragt ist. Klar ist, dass unsere neolithischen Vorfahren als Paleo-Köche nicht so gut ausgestattet waren wie wir. Wir können bei entsprechenden Kochkünsten sogar zu Paleo-Gourmets werden. Zwischen einem "Pina Colada"-Paleo-Smoothie, gefüllten Avocados, gebackener Rote Bete mit Fenchel und Orangen oder einer Apfeltorte nach Paleo-Art wirst Du feststellen, dass man mit Obst und Gemüse großartige Genussvielfalt und Wohlbefinden erleben kann. Öffne Dich also der Vielfalt basischer Genüsse und nimm trotzdem ab.

MIT DER PALEO-DIÄT GESUND ABNEHMEN

MARC U. MEIER

Tipp 17 - Rotiere die Gemüsesorten

Der Mensch ist ein Gewohnheitstier. Er neigt dazu, auf Dauer immer dasselbe zu essen. Die Paleo-Ernährung bietet Dir die Möglichkeit, zum Entdecker zu werden. Statt immer dieselben Rezepte zuzubereiten, solltest Du der Abwechslung und optimalen Nähstoffversorgung halber Gemüse rotierend verzehren. Das gilt insbesondere dann, wenn Du abnehmen möchtest. Isst Du am Montag Kohlrabi, sollte dieser erst wieder am Donnerstag aufgetischt werden. Eine Rotationsdiät, die Lebensmittel im Wechsel von mehreren Tagen einsetzt, verhindert kulinarische Einseitigkeit, aber auch Unverträglichkeits-Reaktionen. Der Darm kann sich zwischendurch erholen, falls ihm etwas nicht behagt. Bekannt ist, dass manche Menschen mit Flatulenz reagieren, wenn sie Kohlsorten oder eine Kombination von Obst und Getreide essen. Kohlsorten sollten nur alle drei Tage auf den Tisch kommen. Ähnliches gilt für Kreuzblütler oder Nachtschattengewächse wie Auberginen, Tomaten oder Paprika. Wer jeden Tag andere Gemüsesorten zubereitet, wechselt auch zwischen Wurzelgemüse und Blattgemüse ab. Außerdem vergisst er nicht, immer etwas Fett zum Gemüse zu geben, weil dann die fettlöslichen Vitamine besser aufgenommen werden.

Die Paleo-Ernährung setzt aus verschiedenen Gründen bewusst auf regionale Gemüsesorten. Das zwingt Dich, auf Gemüse- oder Obstsorten zu verzichten, die importiert werden. Du vermeidest damit zu frühe Ernten und ellenlange Transportwege. Spargel, Erdbeeren und Grünkohl isst Du, wenn sie Saison haben. Kurze Transportwege sorgen dafür, dass noch alle Nährstoffe erhalten sind. Eine Empfehlung von Rudolf Steiner besagt, dass man bei jeder Mahlzeit etwas essen sollte, was unter der Erde und über der Erde gewachsen ist. Das könnte auch ein Leitsatz für Deine Paleo-Rezepte sein. Die reiche Auswahl aus dem Gemüseregal animiert zu immer neuen Kombinationen. Neben Hülsenfrüchten werden in der Paleo-Ernährung auch andere Essenszutaten als ungeeignet angesehen. Obwohl Alfalfa-Sprossen eine wunderbare Vitamin-C-Quelle darstellen, werden sie ebenso wie Getreidesprossen gemieden. Auch Weizengras und alle Produkte daraus meidet man als Paleo-Anhänger. Ansonsten stehen Paleo-Jüngern im Jahreslauf leckere Gemüsesorten zur Verfügung.

Zum ABC der geeigneten Gemüsesorten gehören Auberginen, Austernseitlinge und Avocados, Blumenkohl, Brokkoli und Champignons, Chicorée, Chinakohl und Chilischoten, Endivien, Feldsalat und Fenchel, Gemüsezwiebeln, Grünkohl, Gurken, grüner Spargel und grüne Bohnen, Ingwer, Karotten und Knoblauch. Knollen- und Stangensellerie mag nicht jeder. Mancher ist sogar darauf allergisch. Kochbananen, Kohlrabi, Kopfsalat, Kürbis und Kohlrüben isst mancher zum ersten Mal. Lauch kennt jeder, Landgurken oder Löwenzahnsalat aber nicht. Mairüben, Mangold oder Okraschoten bekommt man nur in gut sortieren Bio-Läden. Finde heraus, was Du mit Paprikaschoten, Peperoni und Pastinaken anfangen kannst. Pfifferlinge und Petersilienwurzel haben in vielen Küchen Seltenheitswert bekommen. Aus Asien kommt der Pak Choi. Portulak, Radiccio-Salat, Radieschen und Rettich beleben die Rezepte des Sommers. Rosenkohl, Rotkohl und Rote Bete kommen später im Jahr auf den Tisch. Aus Salatgurken, Sauerkraut, Schalotten, Schnittlauch und Schwarzwurzeln, gekeimten Sonnenblumenkernen, Spinat und Spargel, Süßkartoffeln, Steinpilzen oder Shiitake-Pilzen lassen sich delikate Paleo-Gerichte zubereiten. Du musst nicht jeden zweiten Tag Tomaten essen. Das Alphabet der Gemüse endet mit Weißkohl, Wurzelpetersilie, Zucchini und Zwiebeln. Warum sollte man immer die selben zehn Gemüsesorten essen, wenn es so viel Auswahl mit verschiedenen Nährstoffprofilen gibt? Außerdem wirst Du als Paleo-Fachmann Geschmacksunterschiede zwischen einer konventionellen Paprika und einer Paprika aus ökologischem Anbau bemerken.

Tipp 18 - No-Go: Ungeeignete Gemüsesorten

Die Paleo-Ernährung wird auch von Menschen vertragen, die mit manchen Lebensmittelgruppen Probleme haben. In einer Paleo-Diät meidet man Lebensmittelgruppen, die wegen ihrer Eigenschaften Probleme verursachen könnten. Darunter fallen Hülsenfrüchte, glutenhaltige und andere Getreide sowie Milchprodukte. Nachvollziehen können viele Paleo-Neueinsteiger Getreide und Milchprodukte, weil diese zu den bekanntesten Allergenen und Krankmachern gehören. Laktoseintoleranz und Zöliakie bzw. Gluten-Unverträglichkeit sind in der Bevölkerung weit verbreitet. Hülsenfrüchte sollen angeblich gesund sein. Warum meidet die Paleo-Ernährung sie dann so konsequent?

Zunächst wollen wir klären, was unter Hülsenfrüchte fällt. Alle bis auf grüne Bohnen, alle Linsensorten, alle Erbsensorten, also auch Kichererbsen sind ungeeignete Gemüse für einen Paleo-Anhänger. Sojabohnen samt aller daraus hergestellten Produkte sind tabu. Eine Hülsenfrucht ist auch die Erdnuss. Die Paleo-Diät meidet Hülsenfrüchte wegen ihres hohen Kohlenhydratanteils. Dieser ist bekanntlich ein Dickmacher. Die Paleo-Ernährung meidet Hülsenfrüchte, weil sie Antinährstoffe wie Phytinsäure und Lektine enthalten. Sie sind somit gesundheitsschädlich. Damit haben wir eine Parallele zum Getreide. Natürlich sind Hülsenfrüchte an sich gute Proteinquellen. Sie enthalten viele Ballaststoffe, Mineralstoffe und einige Vitamine, je nach Hülsenfrucht-Art. Nicht gut steht es bei Hülsenfrüchten aber um die Bioverfügbarkeit der Proteine. Paleo-Anhänger nehmen Proteine über die besser bioverfügbaren Proteinquellen Fleisch, Eier oder Meeresfrüchte auf. Was Vitamine und Ballaststoffe angeht, stehen andere Gemüsesorten deutlich besser da.

Im Grunde sind Hülsenfrüchte in der Ernährung also entbehrlich. Die enthaltene Phytinsäure bindet Mineralstoffe, sodass diese in der Hülsenfrucht verbleiben. So nützen sie uns allerdings nichts. Die in Nährstofftabellen zu lesenden Mineralstoffmengen sind zwar tatsächlich vorhanden. Sie können von uns aber nicht verwertet werden. Die für uns unverdaulichen Lektine erhöhen die

Darmdurchlässigkeit. Dadurch gelangen unverträgliche Substanzen ins Blut. Diese können das Immunsystem in Alarmbereitschaft versetzen. Am Ende stehen möglicherweise Entzündungen oder Autoimmun-Reaktionen. Erschwerend kommt hinzu, dass die Kohlenhydrate mancher Hülsenfrüchte nicht vollständig verdaut werden können. Somit füttern sie lediglich zuckerhungrige Vertreter der Darmflora. Anschließend machen diese sich durch Flatulenzen bemerkbar. Der Verweis darauf, dass in vielen früheren oder heute lebenden Völkern Hülsenfrüchte ein Grundnahrungsmittel darstell(t)en - siehe Südamerika, Nepal oder Indien - ist für Paleo-Anhänger wenig nützlich. In unseren Breiten weicht man Hülsenfrüchte nicht mehr einen Tag lang ein, bevor man sie kocht. Das stundenlange Einweichen und Kochen reduzierte die Phytinsäure und die Lektine spürbar. Es hatte somit einen Sinn. Wir verwenden heutzutage fertig zubereitete Hülsenfrüchte aus der Dose, die wir nach kurzer Kochzeit zu uns nehmen. Wie lange sie vom Hersteller weich gekocht wurden, entzieht sich unserer Kenntnis.

Sojabohnen sind ein Sonderfall. Sie enthalten Isoflavonoide, die man zu den Phyto-Östrogenen rechnet. Wissenschaftler haben sowohl positive wie auch negative Eigenschaften dieser Pflanzenhormone ermittelt. Da die Phyto-Östrogene der Sojabohne hormonähnlich wirken, können sie über Rezeptoren an unsere körpereigenen Hormone andocken und diese durcheinanderbringen. Das riskiert die Paleo-Diät nicht. Sein angestrebtes Wohlbefinden sollte man nicht durch bekannte Störfaktoren torpedieren.

Tipp 19 - Eier sind besser als ihr Ruf

Eier stehen nicht nur wegen diverser Skandale auf der Abschussliste vieler Menschen. Viele Betroffene glauben auch, dass Eier den Cholesterinspiegel anheben. Das ist allerdings nicht in jedem Fall wahr. Bei mehr als 70 Prozent der Eieresser sind keinerlei Auswirkungen durch den Eierverzehr zu bemerken. Das wurde in Untersuchungen belegt, deren Ergebnisse in der Zeitschrift "Current Opinion in Clinical Nutrition and Metabolic Care" dokumentiert wurden. Trotzdem kritisiert man die Paleo-Verfechter, weil sie reichlich Eier verzehren - zum Beispiel in Form von Pilz-Omelett oder Rührei zum Frühstück. Die Wissenschaft hat längst einen neuen Kenntnisstand zur Verursachung eines hohen Cholesterinspiegels. Mit Eiern hat er jedenfalls nichts zu tun. Zum einen kann unser Organismus das lebenswichtige Cholesterin selbst herstellen, weil er bestimmte Mengen davon zur Hormonherstellung benötigt. Zum anderen ist erwiesen, dass hohe Cholesterinwerte nicht sinken, wenn man Eier von der Liste der verzehrten Lebensmittel streicht. Das über die Nahrung zugeführte Cholesterin beantwortet der Organismus nämlich, indem er seine Eigenproduktion herunterfährt. Damit ist alles geregelt. Häufig Eier zu essen, schadet also nichts. Wissenschaftliche Studien legen sogar nahe, dass regelmäßiger Eierkonsum bei einer betont kohlenhydratarmen Ernährung eher positiv wirkt. Im Nährstoffgehalt und im Sättigungsgrad schneiden Eier sehr gut ab. Die Bioverfügbarkeit ihrer Proteine ist optimal.

Skandalös ist nicht der hohe Choleringehalt von Eiern, sondern die Massenhaltung unserer Hühnerhersteller. Achte als Paleo-Verfechter darauf, nur Eier von freilaufenden Hühnern zu essen. Am besten kaufst Du sie bei einem privaten Hühnerzüchter oder direkt auf einem ökologisch betriebenen Hof. "Bio"-Eier aus dem Supermarkt werden massenhaft nachgefragt. Daher ist es sehr zweifelhaft ist, ob die Hersteller angemessene Lebensbedingungen für die Hühner schaffen. Auch hier gab es bereits Skandale, die das Gegenteil beweisen. Massentierhaltung unter dem EU-Biosiegel ist für Paleo-Verfechter ein Unding. Die Eierskandale der Vergangenheit betrafen niemals Öko-Herstellersiegel mit Demeter-, Bioland- und anderen anerkannten Öko-Siegeln, sondern immer die "Bio"-Supermarktproduzenten. Diese produzieren massenweise Eier mit dem EU-Biosiegel. Auch auf dem Wochenmarkt findet Du Eier, die (angeblich) von freilaufenden Hühnern stammen. Doch erst wenn Du Dich überzeugt hast, dass dem tatsächlich so ist, solltest Du sie kaufen. Am besten gehst Du in den Bioladen, denn dort sind die Eier garantiert von Hühnern aus ökologischer Haltung. Damit umschiffst Du große Mengen an Omega-6 Fettsäuren, die in Eiern aus Legebatterien enthalten sind und Entzündungen auslösen können.

Eier sind wahre Nährstoffbomben und daher in der Paleo-Diät erlaubt. Das Eigelb enthält unter anderem

- 16 Prozent Protein
- 70 Prozent Wasser
- 8 verschiedene Fettsäuren, unter anderem Ölsäure und Linolsäure
- die Vitamine B und A
- Vitamin E
- Vitamin D
- Jod
- diverse Carotinoide und Antioxidantien.

Du kannst als Paleo-Einsteiger auch bei einer Diät zwei oder drei Eier am Tag essen.

Tipp 20 - Fleisch nur in Öko-Qualität

Unsere Ahnen ahnten nichts von all den Fleischskandalen, die uns heute erschüttern. Sie aßen ausschließlich hochwertiges Fleisch von frei laufenden Tieren. Auch im Rahmen einer Paleo-Ernährung solltest Du diesem Credo folgen. Alles, was aus Massentierzucht stammt, ist gesundheitsschädlich. Es ist nicht nur dank Pestizid-Masthilfen, Antibiotika und Stresshormonen belastet, sondern auch im Nährstoffgehalt gemindert. Die Haltung und Fütterung von Tieren entscheidet darüber, wie hochwertig ihr Fleisch ist. Das beste Fleisch stammt von Tieren, die auf einem ökologisch betriebenen Hof leben oder den ganzen Tag frei im Waldgelände weiden. Ein Gegenargument gegen den Fleischverzehr in der Paleo-Ernährung wäre nur, dass ein Öko-Rind im gleichen Schlachthof geschlachtet wird wie ein konventionell erzeugtes Tier. Tipps für Paleo-Veganer und Vegetarier findest Du weiter unten im E-Book.

Fleisch enthält essenzielle Mineralstoffe wie Zink und Eisen, außerdem Aminosäuren, B-Vitamine, Fett und Proteine. Aus pflanzlichen Quellen sind diese nicht so gut bioverfügbar wie aus Fleisch. Der Eisenbedarf von älteren Menschen, menstruierenden Frauen und Kindern ist erhöht. Interessant ist auch der hohe Gehalt an Omega-3-Fettsäuren bei Weidetieren. Tiere, die mit Getreide gemästet werden, haben keinen ähnlich hohen Omega-3-Fettsäure-Gehalt. Nur fette Fischarten haben ein ähnlich positives Fettsäure-Verhältnis. Für Paleo-Verfechter gilt, bevorzugt rotes Muskelfleisch aus ökologischer Herstellung zu essen, das nicht durch Pökeln, Räuchern, Trocknen oder andere Methoden haltbar gemacht wurde. Die Paleo-Ernährung sieht alle Verarbeitungsmethoden von Fleisch als schädlich an. Auch einige Zubereitungsmethoden werden kritisch gesehen - beispielsweise das Frittieren oder Grillen auf offenem Feuer.

Die Fleischmenge in der Paleo-Ernährung ist überschaubar, da viele pflanzliche Produkte auf dem Teller liegen. Außerdem stehen Eier und Fisch als Proteinquellen zur Verfügung. Interessant ist, dass man bei einem Huhn aus Freilandhaltung ein günstigeres Verhältnis zwischen Fett und Protein feststellen kann, als bei einem

Huhn, das in Massentierhaltung erzeugt wurde. Auch die Zusammensetzung seiner Fettsäuren ist deutlich anders. Beim Freilandhuhn überwiegen die gesunden Omega-3 Fettsäuren. Beim Massenhaltungs-Tier sind deutlich mehr entzündungsfördernde Omega-6 Fettsäuren zu verzeichnen. Jetzt verstehst Du, warum die moderne Paleo-Ernährung bestimmten Dingen eine Absage erteilt. Unsere Vorfahren kannten keine Massentierhaltung.

Tipp 21 - Saaten und Nüsse als Energie-Lieferanten

Nüsse sind eine beliebte Power-Nahrung in Form von Riegeln, Nusscremes oder Müslis. Man kann diese Power-Produkte gut mitnehmen. Doch in der Paleo-Ernährung und vor allem in einer Paleo-Diät sollten Nüsse wegen ihrer kalorischen Dichte lieber am Rande der Ernährungstabelle stehen. Bei vielen Nussarten ist ein hoher Gehalt an ungesättigten Fettsäuren zu bemängeln. Obwohl dies gesunde Fette sind, ist ein Überfluss eben zu viel. Das Fettsäureprofil von Nüssen ist zudem oft ungünstig. Manche Nussarten enthalten zudem Antinährstoffe wie die Phytinsäure, die eine Aufnahme bestimmter Mineralstoffe blockieren. Daher sind Macadamia-Nüsse, obwohl sehr fettreich, günstiger als manche andere Nuss. Ungeschälte Mandeln sind wegen ihres hohen Gehalts an Mineral- und Ballaststoffen wertvoll. Nicht aber wegen ihres ungünstigen Verhältnisses zwischen Omega-6- und Omega-3-Fettsäuren.

Bei den Nüssen, die viele mehrfach ungesättigte Fettsäuren enthalten, sind jene zu bevorzugen, die ein ausgewogenes Verhältnis von Omega-3- und Omega-6-Fettsäuren aufweisen. In der Paleo-Ernährung wird darauf geachtet, mehr gesunde Omega-3-Fettsäuren aufzunehmen und die Zufuhr ungesunder Omega-6-Fettsäuren zu drosseln. Nüsse sind zwar als sättigender Snack für zwischendurch erlaubt. Aber sie sind aus den eben genannten Gründen mit Vorsicht zu genießen. Hier die Gehalte einiger Nussorten zur Illustration des Gesagten: Cashewnüsse enthalten auf 100 Gramm 7,8 Gramm Omega 6-Säure, aber keine Omega 3-Fettsäure. Bei Haselnüssen, Pekannüssen, Pinienkernen, Pistazien und Paranüssen sieht es ähnlich aus. Bei Kürbiskernen oder Sesam ist das Verhältnis Omega-6 zu Omega 3-Fettsäure etwa 20,7 zu 0,2 - also ganz schlecht. Leinsaat schneidet ähnlich schwach ab. Bei Macadamia-Nüssen gibt es 1,3 Gramm Omega-6-Fettsäuren im Verhältnis zu 0,2 Gramm Omega-3-Fettsäuren zu melden. Gut ausgewogen sind Maronen.

Auch der Gehalt an Phytinsäure spricht für einen eher geringen Nusskonsum. Die optimale Mineralstoffaufnahme wird durch viele

Nüsse blockiert. Ausnahme: Mineralstoffe aus anderen Quellen, die bereits dem gesamten Darmtrakt durchquert haben, können aufgenommen werden. Der Gehalt an Phytinsäure ist je nach der Nussart unterschiedlich hoch. Die Macadamia-Nuss gilt als "Königin der Nüsse" - wegen des geringen Phytinsäure-Gehalts. Auf hundert Gramm Nüsse entfallen zum Vergleich

- Cashewnüsse 1 866 mg
- Haselnüsse 1 620 mg
- Mandeln 1 280 mg
- Walnüsse 760 mg
- Maronen 47 mg

Hier gilt wieder einmal: Die Dosis bestimmt das Gift. Mehr als eine Handvoll Nüsse solltest du am Tag nicht zu Dir nehmen.

Eine Sonderrolle nimmt die Erdnuss als Hülsenfrucht ein. Hülsenfrüchte sind in der Paleo-Ernährung generell nicht erwünscht. Die Erdnuss hat zudem ein hohes Allergiepotenzial. Außerdem enthält sie Lektine, die Dir bereits als Antinährstoffe bekannt sind. Um die Anti-Nährstoffe aus den Nüssen zu reduzieren, könntest Du sie einige Stunden einweichen und dann schonend trocknen. Unsere Vorfahren mussten jede Nuss erst knacken, bevor sie sie essen konnten. Wer einmal Mandeln selbst geknackt hat, weiß, dass man im Neolithikum nicht allzu viele Nüssen in kurzer Zeit futtern konnte.

Tipp 22 - Achte auf gute Kalziumverwertung

Immer wieder gefragt wird unter Paleo-Neueinsteigern, woher man sein Kalzium beziehen kann, wenn man keine Milchprodukte nutzen soll. Eine gute, aber vollkommen überflüssige Frage. Hierzulande mästen wir uns förmlich mit Kalziumquellen - aber trotzdem ist Osteoporose auf dem Vormarsch. Wir verzeichnen sogar eine höhere Osteoporose-Rate als viele andere Länder. Interessant ist aber nicht die aufgenommene Menge Kalzium, sondern die tatsächlich vom Organismus verwertete Menge dieses wichtigen Mineralstoffs. Da wir normalerweise viele Lebensmittel mit Antinährstoffen zu uns nehmen, wird die Kalziumaufnahme oft blockiert.

Effektiver wird die Kalziumaufnahme, wenn Du ausreichend Vitamin D tankst. Auch eine ausreichende Magnesiumversorgung ist notwendig, denn Kalzium und Magnesium müssen in einem ausgewogenen Verhältnis von 2 zu 1 stehen. Die Kalziumversorgung aus pflanzlichen Quellen ist für Paleo-Fans vollkommen ausreichend. Es schadet nichts, einen Teil Deiner Gemüse als Rohkost zuzubereiten. Damit hebelst Du die Nährstoffverluste des Kochprozesses aus. In der Paleo-Diät und -Ernährung nutzt Du natürliche Kalzium-Lieferanten wie Grünkohl, Spinat, grünes Blattgemüse, Petersilie, Brokkoli, Chinakohl, Kohlrabi, Süßkartoffeln, Fenchel und Stangensellerie. Ergänzt werden diese durch kleinere Mengen an Mandeln und Haselnüssen, getrocknete Feigen, Sesam, sowie Sprossen und Kerne. Auch Quell- und Mineralwässer mit hohem Magnesium- und Kalziumgehalt sind eine gute Quelle. Wer Ölsardinen mag, sollte sie gelegentlich essen. Mit einer Dose deckt man bereits 32 Prozent des Tagesbedarfs an Kalzium ab. Eier sind als Kalziumquelle ebenfalls nicht zu verachten. Mit einer Ratio von 25 Milligramm Kalzium und 10 Prozent der Tagesdosis, die für Vitamin D empfohlen wird, kann ein großes Ei punkten.

Tipp 23 - Stress geht gar nicht

Wenn Du Deinen Organismus größeren Anstrengungen oder Umstellungen aussetzt, solltest Du dies in einer geeigneten Atmosphäre tun. Du kannst nicht eine Paleo-Diät beginnen und trotzdem einen stressreichen 16-Stunden-Tag stemmen. Stattdessen braucht Dein Organismus jetzt mehr Ruhe. Nimm Dir zu Beginn Deiner "Paleo-Experience" Zeit zur Auseinandersetzung mit Deiner bisherigen Ernährungsweise. Außerdem kann es unter Stress zu Heißhungerattacken oder Schlafproblemen kommen.

Über das Thema "Paleo-Lifestyle und Stressmanagement" existieren vor allem englischsprachige Artikel im Netz. Akuter und chronischer Stress sind früher weniger prominent gewesen als heute. Ich sage nur: ständige Erreichbarkeit, Überstunden, Verkehrslärm, Elektrosmog, falsche Ernährung, Umweltgifte, Klimawandel - die Reihe der modernen Stressoren ließe sich beliebig verlängern. Unser Organismus ist auf akute Stresssituationen vorbereitet. Nicht aber auf Dauerstress. Die Krux ist: Wir halten den heutigen Stresslevel für normal und bemerken oft nicht, wo unsere Grenzen sind. Auch deswegen nehmen Burnout Erkrankungen zu. Dass die Ärzte sie als psychisches Problem - etwa eine Depression - einstufen, ist bedauerlich. Politiker reden alles schön, damit es so weiter geht. Wenn Du Deinem Organismus ein solches Abenteuer zumutest, sollte er optimale Bedingungen vorfinden, um Deine neue Ernährungsweise zu integrieren. Zudem bedeutet sie auch für Dich erhebliche Umstellungen. Stress ist während einer Diät zu vermeiden. Dein Organismus begreift schon die Diät an sich als Stress. Du forderst ihn heraus, eine lange Fehlernährung, an die er sich gewöhnt hat, zu beenden.

Du benötigst eine gewisse Routine bei der Essenszubereitung. Du musst Dich mit neuen Rezepten und Grundregeln der Paleo-Ernährung befassen. Du musst Dich auf Situationen vorbereiten, in denen Du früher normal agieren konntest - beispielsweise mit Freunden in die Kneipe zu gehen. Nichts ist Deinem neuen Paleo-Lifestyle angepasst. Ähnliches gilt auch für Deine Arbeitsplatzsituation. In den Kapiteln "Umstellungsprobleme" oder "Paleo unterwegs" findest Du Anregungen und Hilfestellungen, die Dir den Einstieg erleichtern. Paleo-Jünger tauschen sich in Foren im Internet aus. Sie frequentieren oder betreiben Informations- und Rezeptseiten. Die Kommunikation mit Gleichgesinnten ist wichtig. Es kann nämlich auch Stress bedeuten, sich alleine mit einer neuen Lebensform zu fühlen. Kauf Dir Bücher über Paleo-Ernährung oder leih sie Dir in einer öffentlichen Bücherei. Eröffne Dir ein neues Universum der Ernährung und schaffe Dir die Ruheräume dafür. In der Anfangsphase jeder Diät ist es sinnvoll, viel zu schlafen und spazieren zu gehen. Vielleicht verlegst Du den Diätbeginn in den Urlaub. Dann könntest Du sogar den ersten Paleo-Restaurants einen Besuch abstatten. Das eine ist in Berlin, das andere befindet sich in Kopenhagen.

Tipp 24 - Wohldosierte Bewegungseinheiten

Wenn Du den Einstieg in die Paleo-Ernährung aus Gründen der Gewichtsabnahme geplant hast, solltest Du Dich mit dem Thema Bewegung und Sport befassen. Muskelabbau ist eine bekannte Folge vieler Diäten. Bei der Paleo-Ernährung gehst Du allerdings von ganz anderen Voraussetzungen aus. Hier spielt der Muskelabbau wegen der Proteinmenge keine so große Rolle. Die Paleo-Ernährung ist sogar bestens für aktive Sportler geeignet.

Versetzen wir uns einmal zurück zu unseren Paleo-Vorvätern im Neolithikum. Die Menschen mussten sich in dieser Zeit viel bewegen, weil sie Knollen, Wildgemüse und Beeren sammeln mussten oder auf die Jagd gingen. Viele Völker waren notgedrungen mobil. Etliche wanderten sogar in andere Kontinente ein. Bewegung und harte körperliche Arbeit gehörten damals zum Lebensstil. Klar, dass auch bei der modernen Ernährung der Sport eine zentrale Rolle spielt. Unter dem Link http://www.paleo360.de/category/fitness-sport/ findest Du zahlreiche spannende Artikel zum Thema. Sie befassen sich mit der Notwendigkeit, nach größerer sportlicher Anstrengung einen Ruhetag einzulegen, damit der Muskelaufbau geschehen kann. Du findest Tipps für funktionelles Training oder den aktuellen "Cross-Fit"-Trend. Lass Dich inspirieren. Bewegung ist bei jeder Diät angezeigt. Sie dient der Aktivierung des Stoffwechsels und der Fettverbrennung. Du kannst Deine Körperformen mit einer Paleo-Diät neu definieren.

Unter den sportlichen Prominenten finden sich etliche, die Sport und Paleo-Lifestyle unter einen Hut bringen. Dazu gehören Matthew McConaughey, Miley Cyrus, Megan Fox oder Jessical Timberlake-Biel. Wichtig für Dich als Neueinsteiger sind Sportarten, die Spaß machen und Dich in der Anfangsphase Deiner Paleo-Diät nicht zu stark fordern. Später kannst Du an einen Triathlon oder Halbmarathon denken - falls Du solche sportlichen Kraftakte noch nicht in Dein Leben integriert hattest. Sport soll für Dich dasselbe leisten, was die Paleo-Ernährung anstrebt: eine Steigerung Deines Wohlbefindens. Sämtliche Sportarten, die unserem Körper einseitige Belastungen aufdrücken, sind nicht dazu zu zählen. Die Frage, ob Du Ausdauer- oder Kraftsport betreiben solltest, ist individuell zu beantworten. Gut ist beides, auch wenn die einen die anderen oft etwas belächeln. Wenn Dir Kraftsport nicht liegt, sind Ausdauer- oder Funsportarten besser als gar kein Sport. Unsere neolithischen Ahnen haben beides gemacht: Sie entwickelten Ausdauer, wenn sie einer Jagdbeute folgen mussten. Und sie übten sich in Kraftsport, wenn sie das Fleisch des erlegten Tieres zum Stamm zurückschleppten. Nur einen Teil der Beute aßen sie zur Stärkung gleich vor Ort.

Zu den geeigneten Ausdauersportarten für Paleo-Anhänger gehören Laufen oder für Paleo-Puristen Barfußläufe. Als Alternative bieten sich die Sportarten Schwimmen, Skaten, Biken, Surfen, Golfen, Walken oder Wandern an. Aus Sicht von Paleo-Sportlern eignen sich die Fitnessstudios mit ihren Kraftsport-Geräten nicht gut für einen Paleo-Lifestyle. Beim Freeclimbing, beim "Functional Training", bei vielen Kampfsportarten, beim "Cross Fit"-Training oder beim "Primal Move" werden alle Muskelgruppen gleichzeitig trainiert und nicht nur eine. Wichtig ist, dass Du bezüglich Deiner neuen Paleo-Ernährungsweise ebenso wie beim Sport auf Deinen Körper hören lernst. Alles, was Dir nicht guttut, lässt Du besser sein oder verschiebst es auf später. Der Wille ist eines, die Realität oft etwas anderes. Erzwinge nichts, was jetzt nicht gehen will. Falls Du vorher eine unsportliche "Couch Potato" warst und Dich durch die Paleo-Diät fit wie ein Turnschuh fühlst, muss das in sportlicher Hinsicht noch lange nicht der Realität entsprechen. Lass es langsam angehen! Leistungssportler müssen auf jeden Fall die Kohlenhydrat-Zufuhr im Auge behalten.

Tipp 25 - Die Frage der Nahrungsergänzung

An sich ist die Paleo-Ernährung eine ausgewogene Ernährung. Unter bestimmten Umständen können jedoch trotzdem Nahrungsergänzungsmittel sinnvoll sein. Zuerst müssen wir uns klar machen, dass unsere neolithischen Ahnen keinerlei Möglichkeit hatten, einen Drugstore oder eine Drogerie aufzusuchen, um sich Multivitamintabletten und Mineralpulver zu kaufen. Sie konnten sich nur bei allem bedienen, was die Natur ihnen bot. Das war zu Beginn nicht viel. Spezialisten wie Schamanen und Kräuterhexen begannen damit, sich Wissen um Pflanzen-Heilkunde anzueignen. Die Hexenverbrennungen zeigen, dass ihre Intentionen nicht immer verstanden wurden. Ein Paleo-Anhänger verzichtet auf alle Nahrungsergänzungs-Präparate. Sie enthalten synthetisch hergestellte und isoliert verarbeitete Vitamine. Jeder weiß heute, dass Vitalstoffe am besten in ihrem natürlichen Verbund aufgenommen werden. Das bedeutet: In Form von Früchten und Gemüse, Kräutern und Salat. In ihnen sind Begleitstoffe enthalten, die die Pharmaindustrie lange als unwichtig abtat. Man glaubte, der reine Stoff müsste wirksamer sein als der, der im Gemüse vorliegt. Das ist aber keineswegs so. Nur bei hoch dosierten Vitaminpräparaten kann eine bessere Wirkung angenommen werden. Doch auch hier wird vom Organismus wahrscheinlich nicht alles aufgenommen, was das Präparat enthält. Darum ist es wichtig, bei Nahrungsergänzung auf Reinheit und Qualität zu achten. Das meiste, was Du im Supermarktregal oder in der Apotheke bekommst, ist wertlos. Heilpraktiker wissen, wo du die richtig guten Präparate in hochreiner Form beziehen kannst.

In Sonderfällen kann es sinnvoll sein, qualitativ hochwertige Ergänzungsmittel zuzuführen. Dies kann beispielsweise der Fall sein, wenn Du ein Vegetarier oder Veganer bist. Hier kann eine Substitution mit Vitamin 12 nötig sein. Eine andere Sache sind die ergänzende Vitamin D-Versorgung - beispielsweise in dunklen Wintermonaten. Büromenschen fehlt oft Vitamin D, das man bei genug Bewegung an der frischen Luft durch die Sonne tankt. Untersuchungen zeigen aber, dass heute vielen Großstädtern genügend Sonnenstunden fehlen, vor allem in der dunklen

Jahreszeit. Wichtig kann auch die zusätzliche Versorgung durch ein Präparat mit Omega-3-Fettsäure sein. Fischöl-Kapseln sind hier eine gute Lösung. Du kannst heutzutage viele natürliche Nahrungsergänzungsmittel einsetzen. Acerola-Tabletten, Sanddornsaft oder Hagebuttensaft sind eine gute natürliche Vitamin C-Quelle in der Erkältungszeit. Man sollte aber nicht nach Belieben selbst entscheiden, was man gerade einwirft, sondern von einem tatsächlichen Mangel wissen. Das kann nach Durchfällen, einer Grippe oder nach einem Marathon akut der Fall sein. In diesem Fall darfst Du nicht zu puristisch an Deinem Paleo-Konzept festhalten. Ich rate Dir zum Pragmatismus. Ich verspreche Dir aber auch, dass Du nach einer Weile die meisten Nahrungsergänzungen sein lassen kannst, weil sich durch die Paleo-Diät Deine Gesundheit spürbar verbessert hat. Insbesondere das Immunsystem verbessert sich, wenn Du die zahlreichen natürlichen Störfaktoren und synthetischen Zusatzstoffe aus Deiner Ernährung eliminierst.

Tipp 26 - Ketose als Abnehmkonzept

Wer es mit der Steinzeit-Diät aufnimmt, hört in diesem Zusammenhang oft von Ketose. Es geht um die ketogene Ernährung, die gewisse Schnittmengen mit der Paleo-Diät hat. Unser Organismus ist ein komplexes System, in dem unaufhörlich Millionen verschiedener Prozesse ablaufen. Diese passen sich der zugeführten Nahrung oder dem benötigten Energielevel an. Unser Vorfahren konnten sich ebenfalls auf die sogenannten Ketonkörper verlassen, mit denen der Organismus das Hirn mit Glucose versorgt. Sie wussten zwar nichts davon, aber es funktionierte vollautomatisch. Ohne Glucose könnten wir gar nicht überleben. Würde der Körper Glucose aus den Muskeln beziehen, hätten unsere Vorfahren auf der Jagd gar keine weiten Strecken zurücklegen können. Ketonkörper werden unter Glucagon-Einfluss in der Leber gebildet. Sie entstammen dem Fettabbau und werden bei einem Blutzuckermangel eingesetzt. Das betrifft auch den sogenannten "Hungerstoffwechsel", der bei einer Diät typisch ist. Die Ketonkörper bestehen aus den Verbindungen Aceton, Acetoacetat und beta-Hydroxybutyrat. Bei einer fettreichen und kohlenhydratarmen Ernährung, wie auch die Paleo-Diät sie darstellt, ist das Gehirn auf die Ketonkörper angewiesen. Diese können die Blut-Hirn-Schranke passieren. Ketogene Diäten haben große Vorteile. Diese liegen unter anderem in

- einer Entlastung der Organe

- einem spürbaren Gewichtsverlust

- einem größeren Wohlbefinden

- mehr geistiger Leistungskraft

- besseren Blutfettwerten

- weniger oxidativem Stress

- oder eine spürbaren Entgiftung.

Darum stellt die ketogene Diät für viele Menschen eine geeignete Maßnahme zum Gesichtsverlust dar. Tatsächlich ist die ketogene

Diät effektiver als die "Low Carb"-Ernährungsweise.

Wichtig ist bezüglich des Ketons allerdings eines: die sogenannte Ketoazidose. Sie kann bei Diabetes-Patienten vom Typ 1 eintreten, weil die Hormone Insulin, Cortisol oder Glucagon aus der Balance geraten. Durch vermehrten Fettabbau kommt es zu einem zu großen Abbau von Fettsäuren. Durch die hohe Fettsäure-Konzentration im Blut steigt auch die Konzentration der Substanz, aus der die Ketonkörper hergestellt werden. Das wiederum kann zu einer Acidose führen. Sie kann mit Insulingaben gut behandelt werden. Somit ist die ketogene Diät mit gewissen Risiken behaftet und wird vor allem bei bestimmten Erkrankungen empfohlen. Schwangere Frauen, Diabetiker vom Typ 1 und Leistungssportler sollten sich keine ketogene Diät zumuten. Sie kann zu Erschöpfungszuständen, Nierensteinen, porösen Knochen oder Verstopfung führen.

Im Bezug auf die Paleo-Diät sind Überschneidungen zur ketogenen Diät festzustellen. Beide propagieren einen relativ hohen Fettanteil und einen geringen Kohlenhydrat-Verzehr. Um die Paleo-Diät zu einer ketogenen Diät zu machen, nimmst Du weniger als 50 Gramm Kohlenhydrate auf. Diese beziehst Du aus nicht-stärkehaltigen Gemüsesorten. Auch die Proteinzufuhr muss gedrosselt werden, weil Dein Organismus daraus sonst Glucose herstellt. Das verhindert oder erschwert den Ketose-Zustand. Zwei Aminosäuren - nämlich Lysin und Leucin - befördern die Ketonkörper-Produktion. Bei höherer Proteinzufuhr kann man sie einsetzen, um den ketogenen Zustand nicht zu verlassen. Hilfreich sind auch kurzkettige Fette - beispielsweise Kokosnussöl. Die schwindende Knochendichte kann mit Vitamin D-Supplementierung verhindert werden. Mithilfe von Ketosticks kannst Du Deinen Urin testen, um den Stand der Ketonkörper zu ermitteln.

Tipp 27 - Intermittierendes Fasten bei Paleo-Diät

Der ersehnte Gewichtsverlust motiviert die meisten Menschen, die Paleo-Diät auszuprobieren. Häufig kombinieren übergewichtige Menschen das mit dem intermittierenden Fasten. Es geht dabei um einen höheren Verlust an Fettpolstern.

Fasten bedeutet einen weitgehenden Nahrungsverzicht über eine gewisse Zeit. Gemeint ist feste Nahrung. Intermittierendes Fasten wird immer wieder durch Phasen normalen Essens unterbrochen. Das bedeutet im Klartext: Man fastet ein, zwei Tage und isst dann wieder. Wie lange die Fastenphasen jeweils dauern, darüber gibt es verschiedene Meinungen und Konzepte. Die Regel sind Fastenphasen von 16 bis 24 Stunden. In dieser Zeit dürfen keinerlei Kalorien zugeführt werden. Danach ist man wieder Paleo-Jünger. Man kann aber auch jeden Tag fünf oder acht Stunden fasten, je nach individuellem Wohlbefinden und Ziel. Unter Bodybuildern kennt man das Muster acht Stunden Essen zuzuführen und anschließend 16 Stunden zu fasten. Einen Teil davon legt man klugerweise in die Nacht. Man nennt das „Lean Gain", übersetzt Schlankheitsgewinn. Es scheint also prima zu funktionieren. Andere Modelle des intermittierenden Fastens wechseln 24 Stunden Essen mit 24 Stunden Fasten ab. Das könnte so aussehen: Am ersten Tag frühstückt man und isst Mittag. Dann beginnt die Fastenphase. Die nächste Mahlzeit ist dann das Mittagessen am Folgetag, gefolgt vom Abendbrot. Nach dem "Eat-Stop-Eat"-Prinzip fastet man ein- oder zweimal die Woche 24 Stunden lang.

Erwiesen ist - zumindest durch Tierstudien - dass man mit intermittierendem Fasten eine höhere Lebenserwartung und weniger altersbedingte Erkrankungen zu erwarten hat. Auch die Toxin-Toleranz erhöhte sich. Zugleich senkte sich der Blutzucker ab und der Blutdruck sank. Sogar das Risiko für Herz-Kreislauferkrankungen und Tumorbildungen sank. Langzeitstudien am Menschen erweisen sich wegen dessen hohem Lebensalter als schwierig. Doch der muslimische Ramadan-Monat kann uns Hinweise darauf geben, dass das intermittierende Fasten eine reinigende und stärkende Wirkung hat. Für die Figur ist die geringere Kalorienzufuhr günstig. Der Organismus gewinnt während der Fastenphasen Zeit, um wichtige Reparatur- und Instandhaltungs-Arbeiten auszuführen. Wenn man mehrere Stunden lang nichts isst, profitiert die Gesundheit nachhaltig davon.

Deine Paleo-Diät kann durchaus mit anderen Abnehm-Konzepten kombiniert werden. Ob Du Dich zusätzlich zur Kostumstellung für Ketose oder intermittierendes Fasten entscheidest, obliegt Deiner eigenen Entscheidung. Das intermittierende Fasten sorgt ebenfalls für mehr Ketonkörper. Interessant ist auch die Verbindung der Grundidee, die hinter dem intermittierenden Fasten steht, mit der Idee hinter der Paleo-Ernährung. Viele Ethnien, insbesondere die Jäger und Sammlervölker, erlebten periodische Mangelzeiten. Das war auch in der Steinzeit nicht anders. Daher mussten jene, die etwas gesammelt oder gejagt hatten, mit den anderen Stammesmitgliedern teilen, denen das Glück nicht hold war. Das bedeutete weniger Nahrung für die Erfolgreichen.

Tipp 28 - Umgang mit Umstellungsproblemen

Auf einige Umstellungsprobleme bin ich schon in einem früheren Kapitel eingegangen. Das Frühstück ist anders - und überhaupt: Man muss ganz schön umdenken. Paleo Einsteiger berichten von Darmproblemen und Bauchkrämpfen, aber nie von Hungergefühlen. Nach spätestens vier Wochen hat sich Dein Organismus an das Paleo-Food gewöhnt. Die Umstellung des Stoffwechsels ist eine individuelle Sache. Die vier Wochen sind daher kein allgemeingütiger Wert. Unerwartete Umstellungsprobleme betreffen das Budget, das man für Essen ausgeben muss. Paleo-Ernährung ist teurer, weil sie hochwertig und möglichst ökologisch hergestellt sein soll. Eine Umstellung erfährt auch das soziale Umfeld, das von Paleo wahrscheinlich keine Ahnung hat. Es ist eine gute Idee, Deine Freunde nach der Umstellungsphase zu einem Paleo-Brunch einzuladen. So kannst Du sie in Kenntnis Deiner neuen Lebensweise zu setzen - am besten mit leckeren Paleo-Rezepturen. Eher wenige Umstellungsprobleme haben Menschen, die an ihnen nicht bekannten Nahrungs-Unverträglichkeiten leiden. Diese sind anschließend oft wie weggeblasen.

Einige Paleo-Anfänger, die eine 30-Tage-Challenge mitgemacht haben, berichten von teilweise heftigen Kopfschmerzen durch Kaffee-Entzug. Damit muss man als starker Kaffeetrinker wohl rechnen. Müdigkeit war eine weitere Folgeerscheinung des Kaffeeverzichts. Essenssünden gab es natürlich auch. Im Sommer ein Wassereis oder mal ein Cappuccino muss wohl verziehen werden. Wichtig ist, dass man seine Diätziele damit nicht häufig sabotiert. Der Gewichtsverlust ist nämlich schon relativ bald nach der Umstellung spürbar.

Tipp 29 - Macht viel Fett nicht fett?

Diese Frage ist nicht einfach mit "Ja" oder "Nein" zu beantworten. Erstens kommt es auf die verzehrte Fettmenge an. Zweitens kommt es auf die Fettart und drittens auf unselige die Kombination mit Kohlenhydraten an. Die Lebensmittelindustrie hat Fett als Geschmacksträger entdeckt. Sie verwendet Industrie-Fette überall dort, wo viele Kalorien aus Kohlenhydraten anfallen. Alle Fertignahrung ist minderwertig, übermäßig süß und übersalzen. Sie hat einen hohen kalorischen Wert. Sie wird mit Fetten schmackhafter gemacht. Mehr als kurzfristige Sättigungsgefühle liefert sie nicht. Es mangelt an Vitalstoffen oder Ballaststoffen. Dafür ist der Hüftspeck gesichert. Fett in dieser Kombination macht krank. Wir leiden als Folge an Überfütterung und Übergewicht, aber zugleich an einem Mangel an Nährstoffen. Das ist paradox.

Nochmals zur Erinnerung: Aus Fetten und Glucose bezieht Dein Organismus Energie. Fette speichern zu können, war für unsere Paleo-Ahnen wichtig. Sie konnten ihre Fettreserven auf ihren Wanderungen auf der Suche nach Nahrung verbrauchen. Von Natur aus mögen wir alles, was fett und süß ausfällt. Dummerweise liegen heutzutage der nächste Imbiss und die nächste Bäckerei gleich um die Ecke. Wir verbrauchen das Fett aus dem Döner-Imbiss oder der Puddingtasche aber nicht. Zudem ist es kein gesundes Fett. Gesunde Fette und Speiseöle machen nicht dick. Im Gegenteil. Bei der Paleo-Diät werden absichtsvoll nicht die tierischen Fette und gesunden Speiseöle reduziert, sondern die Kohlenhydrate. Diese werden aufgrund ihrer kalorischen Dichte als Fettpolster abgespeichert. Eine Ernährung wie die Paleo-Diät gewährleistet ein ausgewogenes hormonelles Umfeld, weil sie vitalstoffreich und kohlenhydratarm ist. Weder der Blutzucker noch der Insulinwert steigen nach einer Paleo-Mahlzeit nennenswert an. Der Fettgehalt Deiner Paleo-Mahlzeiten signalisiert Deinem Hirn ein Sättigungsgefühl. Dadurch neigst Du nicht mehr dazu, ein Stückchen Plundergebäck mehr zu essen als Dir guttut. Hungergefühl und Nahrungsaufnahme regulieren sich auf ein Normalmaß.

Bezüglich der Fette haben wir durch den Hype um die Light-

Produkte eine regelrechte Kalorien-Panik entwickelt. Wir unterscheiden nicht in gute oder schlechte Fette, sondern verteufeln Fett generell. Dafür reden wir uns die Kohlenhydratfluten und alles Gezuckerte schön. Damit macht die Paleo-Ernährung Schluss. Sie stellt Dir gesunde Fette zur Verfügung, weil Du ohne die Zufuhr essenzieller Fettsäuren gar nicht weiterleben könntest. Dein Körper kann sie nämlich nicht selbst herstellen. Also musst Du sie ihm liefern. So einfach ist das. Zum Thema Fett findest Du viele interessante Artikel unter diesem Link: http://www.paleo360.de/tag/fett/. Es geht dort um gesunde Speiseöle, die Lügen der Lebensmittelindustrie oder die empfohlenen Fettmengen je Tag. Dass Du Deine Blutfettwerte absenken kannst, indem Du die richtigen Fette verzehrst, kannst Du so auch feststellen. Es würde zu weit führen, in unserem E-Book jedes dieser Themen gebührend ausführlich zu behandeln. Festzustellen ist aber, dass Du bezüglich der Bedeutung der Fette für Dein Wohlbefinden umdenken solltest. Mit der Paleo-Ernährung geschieht das automatisch. Iss die richtigen Fette und lass die gewohnten Kohlenhydratlieferanten liegen - so wirst Du garantiert abnehmen.

Tipp 30 - Funktioniert die Paleo-Diät im Berufsleben?

Sowohl die Paleo-Diät als auch das ergänzend einsetzbare intermittierende Fasten können problemlos ins Berufsleben integriert werden. Vielleicht ist es ratsam, die Umstellungsphase außerhalb des Büros zu bewältigen. Dies gilt insbesondere bei körperlich strapazierenden Berufen wie Landschaftsgärtnerin oder Zimmermann, bei denen man sich unterwegs nur schwer versorgen kann. Wichtig ist eine gute Zeitplanung, wenn man das intermittierende Fasten zur Paleo-Diät dazu nimmt. Über das intermittierende Fasten lies bitte den dazu passenden Abschnitt.

Eine Paleo-Ernährung am Arbeitsplatz durchhalten zu wollen, verlangt Dir anfangs etwas Disziplin und Organisationstalent ab. Ohne eine Vorbereitung am Abend vor dem Bürotag wird es nicht gut gelingen. Die Verlockung, Ernährungssünden zu begehen, wächst mit der Notwendigkeit der Improvisation. Wenn Du gewohnt bist, in der Mittagspause mit Kollegen essen zu gehen, bringst Du wahrscheinlich den Restaurantbesitzer mit Deinen Sonderwünschen zum Wahnsinn. Leichter ist die Paleo-Ernährung in einer Betriebskantine umzusetzen - vorausgesetzt es gibt dort nicht nur vorbestellte Fertiggerichte. Anecken wirst Du vielleicht auch dort, aber immerhin kannst Du Dir Dein Essen selbst zusammenstellen. Vorsicht bei den Soßen! Leichter ist es, wenn Du bereits vorbereitete Salate mitnimmst. Du kannst mit dem Kantinenpersonal ausmachen, dass Du wegen Deiner Paleo-Diät nur noch ein Stück Fleisch dazu essen möchtest. Es ist eine Frage der Planung und Organisation, wie gut es Dir geht und ob Du Deine Kollegen auf Deine Seite ziehst.

Menschen, die zum Beispiel als Freiberufler viel arbeiten, haben einen notorischen Zeitmangel zu verwalten. Oft finden sie keine Zeit mehr, um ihr Essen vorzubereiten. Wer sich diesem Problem nicht tagsüber durch intermittierendes Fasten entziehen möchte, kann sich mit einfachen Paleo-Rezepten behelfen. Einen sättigenden Smoothie kannst Du ins Büro mitnehmen oder unterwegs kaufen. Außerdem kannst Du Dir mit Obst, Gemüserohkost, Salaten, Hackfleisch-Frikadellen und gekochten Eiern gut über den Tag helfen. Du musst schon etwas erfinderisch werden, um Dich paleo-gerecht zu versorgen. Für den Durchhänger am Nachmittag eignen sich am Wochenende vorbereitete Eier-Muffins, eine Avocado, Bananenbrot oder Paleo-Müsliriegel. Eine kleine Hilfestellung für schnelle Paleo-Rezepte findest Du unter http://www.paleo360.de/gesunde-ernaehrung/steinzeit-diaet-rezepte/. Wenn Du im Netz stöberst, findest Du Tausende von weiteren Anregungen. Nach einer Weile hast Du herausgefunden, was für Dich geht und was nicht.

Tipp 31 - Paleo-Diät für Diabetiker?

Diabetiker können aufatmen. Die Paleo-Ernährung eignet sich nämlich bestens, um abzunehmen und Deinen Blutzucker- bzw. Insulinspiegel zu regulieren. Kernpunkt einer Paleo-Diät ist ja die konsequente Meidung von Kohlenhydraten aus Getreide, Hülsenfrüchten und industriell verarbeiteten Zuckerarten. Bei Diabetikern ist es im Laufe von Jahren dazu gekommen, dass ihr Organismus seine Fähigkeit der Glukoseverwertung verloren hat. Die Blutzuckerwette verbessern sich unweigerlich, wenn Du zur Paleo-Ernährung wechselst. Man bescheinigt Paleo sogar eine bessere Wirkung als der üblichen Diabetikerernährung. Diese beschäftigt die Betroffenen zwar nicht mehr so umfassend mit Broteinheiten-Zählerei und Ersatzprodukten auf Fruktose-Basis. Doch es bleibt schwer genug. Diabetiker zu sein, ist von viel Verzicht auf alle gewohnten Leckereien gekennzeichnet. Wechselt man zur Paleo-Ernährung, hat man es mit einem stringenten Ernährungssystem zu tun, wo der Verzicht einen Sinn ergibt.

Interessant ist in diesem Zusammenhang eine wissenschaftliche Untersuchung aus dem Jahre 2007 von Lindenberg et alii. Hier wurde die Paleo-Ernährung bei Diabetikern oder Menschen mit Prä-Diabetes mit der viel gelobten mediterranen Ernährungsweise verglichen. Die Paleo-Diät ging trotzdem klar als Sieger hervor. Bei der Paleo-Diabetikergruppe zeigte sich nach 12 Wochen eine deutlichere Reduktion des Bauchumfangs und ein erheblich verbesserter Glucose-Stoffwechsel. Zusammenfassend kann man feststellen, dass weder die Energieaufnahme noch die Nahrungszusammensetzung entscheidend sind. Vielmehr hat die Zusammensetzung der Nährstoffe Einfluss auf diese Parameter. Der konsequente Verzicht auf industrielle Nahrungsmittel ist der Kernpunkt des erfolgreichen Gewichtsverlustes bei Diabetikern. Diabetesbetroffene nehmen bekanntlich nur schwer Gewicht ab. Unser vorsorglicher Rat ist, dass Diabetiker vor einer so gravierenden Ernährungsumstellung mit ihrem Arzt sprechen. Möglich ist nämlich, dass es andere medizinisch relevante Gegengründe dafür gibt, das Gewicht und den Blutzuckerspiegel mit der Paleo-Ernährung in den Griff zu bekommen.

Zu berichten ist noch, dass man durch die Paleo-Diät relativ schnell seine zusätzliche Insulin-Supplementierung verringern kann. Das regelmäßige Messen der Blutzuckerwerte ist eine essenzielle Voraussetzung, um Diabetes und Paleo zu kombinieren. Paleo ist laut einer Studie von Johnson et alii aus dem Jahre 2009 besser geeignet als die übliche Ernährungsweise, die auf Gemüse- und Obstverzehr basiert. Sie befürwortet Ballaststoffe, erlaubt Vollkorngetreide und basiert auf einem relativ höheren Kohlenhydrat- sowie einem geringeren Fettkonsum. Wie wir wissen, ändert eine Paleo-Diät die Verhältnisse dieser Posten ab. Damit erzielt diese Ernährungsweise bessere Effekte.

Tipp 32 - Paleo für Veganer und Vegetarier?

Hier stößt die Paleo-Ernährung zum Teil an ihre Grenzen. Zwar kann man sich als Vegetarier oder Veganer durchaus von Paleo-Gerichten ernähren. Empfehlenswert ist es wegen der zu erwartenden Defizite an bestimmten Nährstoffen aber nicht unbedingt. Vor allem fehlen wichtige Proteinquellen, wenn Du Milchprodukte und Hülsenfrüchte weglassen musst. Solange Du auch keinen Fisch und kein Fleisch essen möchtest, wird es schwierig. Wo wichtige Proteinquellen fehlen, mangelt es an den lebenswichtigen essenziellen Aminosäuren. Trotzdem ist es bei entsprechender Achtsamkeit möglich, zum Paleo-Esser zu werden. Dazu muss man allerdings wieder Fleisch essen. Das wird vielen, die ich verstehen und respektieren kann, aus ethischen Gründen nicht schmecken. Aber es geht nun einmal nicht anders. Wenn Du schon seit Jahren kein Fleisch gegessen und auf alle tierischen Produkte verzichtet hast, muss Dein Organismus sich erst wieder an diese Nahrungsmittel gewöhnen. Am besten startest Du erst einmal mit tierischen Produkten wie Ghee oder einer Rinderbrühe. Für Lakto-Vegetarier ist die Ernährungsumstellung etwas einfacher. Falls Du weiterhin auf Fleisch verzichten möchtest, ist das in Ordnung. Du musst dann aber mehr Eier- und Fischgerichte in Deinen Speiseplan stellen.

Es gibt auch Verfechter einer Paleo-Diät für Vegetarier. Tatsächlich sind Überschneidungen festzustellen. Zum Beispiel wird viel Gemüse verzehrt. Entsprechend finden Vegetarier viele leckere Paleo-Rezepte, die rein vegetarisch sind. Soweit, so gut. Die oben angemeldeten Bedenken gelten aber weiterhin. Allerdings gibt es heute die Möglichkeit, sich Eiweißshakes aus rein pflanzlichen Quellen nutzbar zu machen, um die zu erwartenden Proteindefizite zu umschiffen. "Vega Protein-Smoothies" oder Proteinshakes auf Basis von Vollkornreis stellen eine Möglichkeit dar. Diese ist allerdings nicht unbedingt paleo-konform. Unsere Vorfahren konnte sich allerdings nicht leisten, reine Vegetarier zu sein. Sie waren auf die Nährstoffe aus dem Fleisch, dem Fisch und aus Eiern angewiesen, sofern sie an diese herankamen. Oftmals hätte es eine unüberschaubar lange Hungerzeit bedeutet, hätte man aus ethischen Gründen auf tierische Proteinquellen verzichtet. Das ist heute zwar nicht mehr so. Du hattest aber gute Gründe, Veganer oder Vegetarier zu werden. Wenn Deine Überprüfung ergibt, dass Du diese nicht unterlaufen möchtest, ist die Paleo-Ernährung keine gute Wahl für Dich.

Tipp 33 - Paleo-Ernährung für unterwegs

Imbisse, Bäckereien sowie Lebensmittelläden lauern heute an jeder zweiten Straßenecke. Das bedeutet zahllose Versuchungen, denen Du als Paleo-Anhänger widerstehen musst. Auf Reisen oder in der Büro-Mittagspause wirst Du Probleme bekommen, wenn Du Dich nicht gut vorbereitest. Es ist schwer, als Paleo-Anhänger im Großstadtdschungel oder am Urlaubsstrand zu überleben. Doch es gibt einige Hoffnungsschimmer. Bei einem Hamburgerladen an der Autobahn kannst Du notfalls den dicksten Whopper bestellen und nur die Fleischanteile zu einem Salat ohne Mayo-Dressing essen. Alternativ orderst Du eine Portion "Chicken McNuggets" oder "Chicken Wings" zum Salat. Statt des gewohnten Döners nimmst Du einen Dönerteller mit Krautsalat. Beim Italiener sind Pizza und Pasta zwar tabu, aber es gibt trotzdem Paleo-Verträgliches zu entdecken. Sushi geht so nicht, weil Reis tabu ist - aber Sashimi ginge. Notfalls nutzt Du das intermittierende Fasten, um die Fahrt ins Urlaubsdomizil unbeschadet zu überstehen.

Eine gute Möglichkeit, ohne Fasten die Reise zu überleben, ist: vorbereitete Paleo-Snacks wie

- Paleo-Müsliriegel

- frisches Obst

- Karotten-, Apfel-Eier- oder Avocado-Muffins mit Speck

- Nüsse

- Karottenbrot

- Hackfleischbällchen mit Süßkartoffeln

- gekochte Eier

- Kokos-Sesam-Huhn

- Eier-Muffins mit Steakstreifen

- Vanille-Mandel-Brot

- kalte Süßkartoffel-Wedges

- Blumenkohl-Brokkoli-Bratlinge mit Käse

- Feigen-Powerkugeln

- oder Stangensellerie

mit in den Urlaub zu nehmen. Du wirst Dich wundern, wie viele Ideen es für gesunde Paleo-Snacks gibt. Ein bisschen Stöberei im Netz fördert viele brauchbare Rezepte zutage. Viele Paleo-Vertreter betreiben inspirierende Blogs. Sie haben anfangs dieselben Probleme zu lösen gehabt, die Dir jetzt bevorstehen. Je kreativer Du damit umgehst, desto bereicherter wird Dein Leben sein.

Menschen, die aus beruflichen Gründen oft ins Ausland reisen müssen, benötigen spezielle Hilfestellungen. In einer Konferenz wird immer Wasser angeboten. Kalter Tee in einer Thermosflasche überbrückt Hungergefühle. Hauptsache, einen erwischt keine Heißhungerattacke mit Kopfschmerzen. In der Pause hilft man sich mit selbst zubereiteten Snacks aus der Tupperdose. Notfalls helfen sogenannte "RawBites" oder Früchteriegel. Vor Reisebeginn hilft es, die Restaurantszene zu checken. In Berlin und Kopenhagen stehen bereits Paleo-Restaurants zur Verfügung. Sonst helfen vegetarische Restaurants, Supermärkte mit gut sortierter Gemüseabteilung oder Hofläden bei Biobauern. Kluge Reisende haben immer eine Paleo-Notration zur Hand. Der Inhalt könnte aus Energieriegeln, Nüssen sowie Kokoswasser oder Kokosmilch im Mini-Tetrapack bestehen. In einem Restaurant kann man sich heutzutage mit paleo-konformen Sonderwünschen an das Personal wenden. Problematisch sind kurzfristig angesetzte Reisetermine. Hier hilft manchmal nur intermittierendes Fasten. Wer im Hotel wenigstens gut gefrühstückt hat, schafft das Fasten besser. Obst, Rührei mit Speck oder Lachs und rohes Gemüse halten lange vor und sind paleo-konf

Als Fazit

Im Grunde ist es ein bisschen irreführend, von einer "Paleo-Diät" zu sprechen, weil damit bestimmte Assoziationen wach werden. Paleo-Anhänger wissen, dass Paleo-Ernährung nicht als klassische Diät anzusehen ist. Keine Diät, kein Jojo-Effekt. Eine langfristige Gewichtsabnahme und mehr Wohlbefinden sind mit Paleo-Gerichten ohne Kalorienzählerei und Nährwerttabelle umsetzbar. Das Paleo-Konzept geht nicht davon aus, dass Du nur vier Wochen eine Bikini-Diät machst. Es strebt eine langfristige Ernährungsumstellung mit entsprechenden Figur- und Fitness-Optimierungen an. Verzicht auf Milchprodukte, Getreide, industriell hergestellte Nahrung und viele Hülsenfrüchte ist nach diesem Konzept unabdingbar - und das ist der herausfordernde Teil an der Paleo-Diät. Doch es lohnt sich. Du fühlst Dich leichter, leistungsfähiger, beweglicher und fitter. Auf Ungesundes zu verzichten, geht oft leichter, als man denkt. Vieles, was man aus Gewohnheit für optimales Wohlbefinden hält, entpuppt sich unter Paleo-Kost als vorgegaukeltes Wohlbefinden.

Paleo-Nahrung kann in ökologischer Qualität optimal wirken. Sie muss aber nicht unbedingt "bio" sein. Im Grunde ist auch Bio-Vollkornbrot ein industriell hergestelltes Produkt. Du musst Dich schon genauer informieren und intensiver auseinandersetzen, wenn Du Paleo-Jünger werden möchtest. Abwechslungsreiche Kost ist das A und O beim Paleo. Wie viel Fleisch, Fisch oder Eier Du isst, definierst Du selbst. Die Paleo-Kost kann durchaus als "Low Carb"-Kost gestaltet werden. Sie ist aber zunächst nicht so zu verstehen. Du solltest Dich fragen, ob "Low Carb"-Kost für Dich notwendig ist. Die gerne geäußerten Vorwürfe, Paleo-Gerichte seien einseitig, kann man locker von der Hand weisen. Wer in die leckeren Paleo-Rezepte im Netz hineinliest, darf gerne ein Gourmet sein. Wenn Du etwas gegen Selleriepüree zum Lammkotelett oder wärmende Ingwer-Möhren-Suppe hast, kann man Dir auch nicht helfen. Es steht Dir außerdem frei, nicht mit Paleo Konformes durch Anpassungen paleo-konform zu machen. Viele Gerichte, die Du kennst, werden dadurch kompatibel mit Deiner neuen Kostform. Die Steinzeiternährung ist keine kulinarische Modeerscheinung, sondern eine Rückkehr zur Vernunft. Außerdem hat sie für viele Jahrhunderte funktioniert. Sie tut dies noch in Völkern, die in abgelegenen Regionen siedeln. All die Missverständnisse, die sich um die Paleo-Kost ranken, sind leicht auszuräumen. Meistens werden sie von Menschen verbreitet, die vorschnell zu Vorurteilen neigen. Sie lachen über Leute, die mit Skistöcken wandern gehen oder sich steinzeitlich ernähren möchten, weil ihnen das widersinnig erscheint. Oft vergeht solchen Zeitgenossen das Lachen. Jahre später findest Du viele unter ihnen, die mit Skistöcken walken gehen und auf Paleo-Ernährung stehen. Je motivierter, informierter und interessierter Du an die Sache herangehst, desto weniger achtest Du auf die Spötter und Besserwisser. Kein Ernährungskonzept bleibt ganz ohne gewisse Schwachstellen, über die irgendjemand Kritisches ergießen kann. Fakt ist aber, dass die Paleo-Diät effektiv ist und mit wenigen, sehr klaren Regeln auskommt. Sie motiviert einen,

- sich mehr mit unserer degenerierten Ernährungsindustrie auseinanderzusetzen

- sich über Tierzucht- und Schlachtmethoden zu informieren

- sich mit modernen Anbaumethoden zu befassen

- seine Gesundheit und seine Fitness auf den Prüfstand zu stellen

- oder den Wohlstandbauch korrekt als "Insulinwampe" zu klassifizieren.

Du kannst Dich auch für die Ernährungsgeschichte des Menschen interessieren. Ernährungsethnologische Bücher von Marvin Harris - zum Beispiel "Wohlgeschmack und Widerwillen: Die Rätsel der Nahrungstabus", Bücher wie "Döner Hawai" über globalisiertes Essen, Nan Mellingers Buch "Fleisch: Ursprung und Wandel einer Lust" oder Klassiker der Paleo-Ernährung bieten sich als begleitender Lesestoff an.

Viel Spaß bei dieser spannenden Reise in neue kulinarische Welten!

MARC U. MEIER

MIT DER PALEO-DIÄT GESUND ABNEHMEN

FEEDBACK

Dir hat dieses Buch gefallen?

Dann helfe anderen in Deiner Situation bei der Auswahl eines geeigneten Buches zum Abnehmen. Auch ich als Autor freue mich sehr über Dein ehrliches Feedback. Positiv oder negativ, es hilft mir dieses Buch weiter zu verbessern und auf Basis der Anregungen in Zukunft zu erweitern. Und über positive Rückmeldungen freue ich mich natürlich besonders, denn sie machen mir Mut, dass Dir mein Ratgeber bei Deiner persönlichen PALEO-Diät geholfen hat.

Bitte schenke mir 1-2 Minuten Deiner Zeit und hinterlasse ein Feedback zu diesem Buch auf Amazon.de.

Vielen Dank!

Suchst Du weitere Informationen
zum Thema Ernährung, Fasten und Entschlacken?

Besuche meine Webseite unter

www.fastenundentschlacken.de

ÜBER DEN AUTOR

Marc U. Meier wurde 1971 in Georgsmarienhütte geboren. Er studierte Betriebswirtschaftslehre und arbeitet seit mehr als 17 Jahren als Marketing-, Vertriebs-Manager und Geschäftsführer für verschiedene nationale und internationale Industrieunternehmen in unterschiedlichen Branchen.

Seit vielen Jahren beschäftigt er sich mit Gesundheits- und Ernährungsthemen, u. a. mit dem Schwerpunkt Fasten. Er ist zweifacher Vater, Coach und Leiter einer Gesundheitsakademie mit dem Schwerpunkt Fasten.

IMPRESSUM UND RECHTLICHE HINWEISE

Impressum:

Fasten & Entschlacken ist eine Marke der BMS Services

vertreten durch Herrn Marc U. Meier
Industriestr. 40
49170 Hagen
E-mail: info@fastenundentschlacken.de
Web: www.fastenundentschlacken.de

Rechtliche Hinweise:

Inhalt und Struktur dieses Buches sind urheberrechtlich geschützt und dürfen ohne die explizite, schriftliche Erlaubnis des Urhebers, Rechteinhabers und Herausgebers von Dritten nicht genutzt werden.

Der Inhalt des Buches, die Tipps, Methoden, Anleitungen und Vorbereitungen stellen die Meinung des Verfassers dar und sind vom Autor nach bestem Wissen erstellt und mit größtmöglicher Sorgfalt ausgewählt und geprüft worden. Der Autor übernimmt daher keine Garantie für eine erfolgreiche Anwendung oder die Richtigkeit der gegebenen Anleitungen, Hinweise und Tipps in der jeweiligen Einzelsituation. Alle Inhalte ersetzen keinen medizinischen Rat und/oder eine medizinische oder psychologische Diagnose. Jede Leserin und jeder Leser ist für das eigene Tun und Lassen auch weiterhin selbst verantwortlich. Der Autor kann für eventuelle Nachteile oder Schäden, die aus diesem Buch gegebenen praktischen Hinweisen resultieren, keine Haftung übernehmen. In jedem Fall empfehlen wir ausdrücklich, vor Beginn einer Diät oder Abnehmkur einen Arzt zu konsultieren und eine auf der individuellen Situation basierende Beratung und ärtzliche Freigabe für eine Diät einzuholen. Der Autor übernimmt daher eine Haftung für Personen-, Sach- oder Vermögensschäden.

Stilistische Hinweise:

Aus Gründen der leichteren Lesbarkeit verwendet der Autor an vielen Stellen nur die männliche oder nur die weibliche Form. Selbstverständlich sind immer alle Leserinnen und Leser geme

MARC U. MEIER

www.ingramcontent.com/pod-product-compliance
Lightning Source LLC
Chambersburg PA
CBHW070804290526
45795CB00002B/615